DU

CLIMAT DE MADÈRE

ET DE SON INFLUENCE THÉRAPEUTIQUE

DANS LE TRAITEMENT DES MALADIES CHRONIQUES EN GÉNÉRAL

et en particulier

DE LA PHTHISIE PULMONAIRE

PAR G.-A. MOURAO-PITTA

DOCTEUR EN MÉDECINE

Membre Correspondant de l'Académie de Médecine et de Chirurgie de Barcelone et titulaire de la Société Impériale Zoologique d'Acclimatation ; Membre titulaire de la Société Médicale d'Émulation de Montpellier ; Correspondant de la Société de Médecine et de Chirurgie de la même ville ; Chirurgien externe de l'hôpital Saint-Éloi de Montpellier ; Correspondant de la Société des Sciences Médicales de Gannat ; Ancien Élève aux Écoles pratiques d'Anatomie et Opérations Chirurgicales et de Chimie et de Physique, etc., etc.

MONTPELLIER

TYPOGRAPHIE DE BOEHM, PLACE DE L'OBSERVATOIRE
Éditeur du MONTPELLIER MÉDICAL.

1859

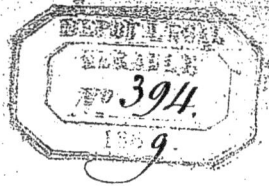

DU

CLIMAT DE MADÈRE

ET DE SON INFLUENCE THÉRAPEUTIQUE

DANS LE TRAITEMENT DES MALADIES CHRONIQUES EN GÉNÉRAL

et en particulier

DE LA PHTHISIE PULMONAIRE

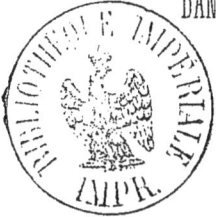

PAR G.-A. MOURAO-PITTA

DOCTEUR EN MÉDECINE

Membre Correspondant de l'Académie de Médecine et de Chirurgie de Barcelone et
titulaire de la Société Impériale Zoologique d'Acclimatation ; Membre titulaire de la
Société Médicale d'Émulation de Montpellier ; Correspondant de la Société de Médecine et de Chirurgie de la même ville ; Chirurgien externe de l'hôpital Saint-Éloi
de Montpellier ; Correspondant de la Société des Sciences Médicales de Gannat ;
Ancien Élève aux Écoles pratiques d'Anatomie et Opérations Chirurgicales et de
Chimie et de Physique, etc., etc.

MONTPELLIER

TYPOGRAPHIE DE BOEHM, PLACE DE L'OBSERVATOIRE
Éditeur du MONTPELLIER MÉDICAL.

1859

AMELIÆ AUGUSTÆ

BRASILIÆ IMPERATRICI

VIDUÆ

Et Brigantia Duci Celsissimæ

IN

PUBLICUM GRATI ANIMI

TESTIMONIUM,

FACULTATE OBTENTA

C. D. O.

AUCTOR.

INTRODUCTION

―――

« Nous sommes comme l'enfant qui
» est sur le col du géant, c'est-à-dire
» que par les écrits des anciens nous
» voyons ce qu'ils ont vu et pouvons
» encore voir et entendre davantage. »
(AMBROISE PARÉ.)

**Considérations préliminaires; idée générale du climat et de
son action sur l'homme.**

Tous les corps de l'univers agissent les uns sur
les autres, suivant leur nature réciproque et relativement aux circonstances où ils se trouvent placés.
Dans le conflit perpétuel et incessant de ces actions
et réactions infinies, il se passe en eux des modifications aussi nombreuses que variées.

Les êtres vivants n'échappent pas à cette loi générale. Que dis-je? ils paraissent même, sous plu-

1

sieurs rapports, susceptibles de ressentir des effets plus étendus et autrement importants que les corps inorganiques.

Pendant que ceux-ci se bornent, sous l'influence des agents qui les avoisinent ou avec lesquels ils sont en contact, à des changements de situation ou de forme, les corps organisés peuvent être modifiés dans leurs dispositions intimes, acquérir des aptitudes nouvelles à recevoir certaines impressions, à exécuter certains mouvements ; ils peuvent perdre, jusqu'à un certain point, leurs dispositions originelles et contracter des manières d'être particulières, qui se perpétuent ensuite ou se reproduisent même en l'absence des causes dont elles dépendent immédiatement et qui ont communiqué l'impulsion.

Il y a entre eux cette différence immense, qu'il ne faut jamais perdre de vue dans l'étude des phénomènes : c'est que les premiers n'éprouvent que des actions mécaniques ou chimiques qui changent les rapports des masses ou des parties qui les constituent, qui y opèrent des décompositions ou font éclore des combinaisons inconnues, et ils ne sauraient s'en défendre ; les seconds, au contraire, conservent toujours visiblement leur nature ; ils n'obéissent que d'une manière qui leur est exclusivement propre, outre le genre particulier de réaction qu'ils exercent sur les objets dont ils sentent l'influence.

D'une part, les corps inorganiques sont fatalement entraînés par le jeu des forces physiques, et ils peuvent changer à tout instant de position et de volume. D'autre part, les modifications que l'atmosphère, le sol, le climat, la culture et l'éducation amènent chez les êtres vivants, ne s'obtiennent que par une action harmonique, lente et persévérante, exercée successivement et sans interruption.

Sans avoir la puissance de créer un atome de matière, on peut faire du nouveau dans le premier cas; on ne peut que modifier dans le second cas ce qui s'y trouve déjà, en dirigeant le mouvement à l'aide de moyens que l'observation patiente des phénomènes de la vie et l'expérience nous apprennent à connaître.

Ainsi, par exemple, le cultivateur recherche dans les diverses plantes, dans les différentes parties de chaque plante, les propriétés naturellement prédominantes, et utilise même les plus nuisibles; mais il ne prétend pas les faire naître dans les espèces où ces qualités n'existaient pas primitivement. Il n'est jamais venu à l'esprit de personne d'obtenir d'un arbre d'autres fruits que ceux qu'il doit naturellement porter.

La biologie remplit sous ce rapport synthétique une fonction indispensable ; et si les difficultés qu'elle offre avaient été insurmontables, sans contredit l'histoire du monde aurait été autre qu'elle n'a été.

A ne prendre que l'homme, et c'est le seul intérêt que nous ayons en ce moment, nous voyons qu'il est peut-être plus soumis encore que les autres corps de la nature vivante, à l'action des choses extérieures.

Sa sensibilité plus vive, plus délicate, plus étendue, ses sympathies singulières , son organisation mobile et souple : tout, en un mot, se réunit chez lui pour le rendre apte à revêtir un caractère et des formes analogues ou correspondants au caractère et aux formes des objets qui l'entourent. C'est par là qu'il donne prise à l'éducation physique et morale, en nous faisant compter sur sa perfectibilité et sur son acclimatement sous toutes les zones. Citoyen du monde, il finit par se familiariser avec ce qui l'environne.

Il naît, il vit, il est malade, il revient à la santé ou il meurt, au sein des agents qui composent l'ensemble du système. Doit-on s'étonner de l'influence des circonstances ambiantes sur ses modes d'existence et de conservation , sur les fonctions de l'hygidité, sur la formation et la marche des affections morbides, sur les effets médicateurs, sur ses tendances vers l'amélioration ou la dégénérescence ?

L'application fortuite ou raisonnée des choses divellentes peut le modifier fortement et diversement; rien de plus vrai. Mais l'homme est doué d'une activité qui lui appartient en propre, qui est spontanée, d'un pouvoir unitaire qui se mêle activement à toutes les influences du dehors. Comment, dès-lors, ne pas tenir compte de cette virtualité personnelle dans ses rapports objectifs ?

Il ne peut subsister, en tant que vivant, que par les relations d'un principe qui l'anime intérieurement avec le milieu environnant ; il ne conserve la santé que par l'harmonie de ces rapports. Mais, agissant autant sur le monde extérieur que celui-ci agit sur lui, il le subit autant qu'il lui échappe, et s'il participe à la vie du globe, il n'en conserve pas moins la fixité et l'immutabilité de sa direction primordiale. A la fois d'une merveilleuse flexibilité et d'une ténacité inébranlable, c'est par ces deux qualités, opposées sans être contradictoires, que l'homme devient précisément capable de tout, en quelque sorte, toujours et partout.

Généralisée, cette vérité s'applique parfaitement à l'espèce humaine, dans ses nuances physiques, dans

la distribution géographique de ses types contempo-
rains; au corps social, soumis, lui aussi, aux circon-
tances du sol, du climat, aux conditions météorologiques de l'atmosphère, et réagissant sur toutes ces
influences.

Ainsi, il n'est pas possible de ne pas admettre que
tout ne soit ordonné, vis-à-vis de l'économie humaine,
sur un plan uniforme, et que tout n'y converge, en
dernière analyse, vers la médecine pratique; de même
que, dans le corps social, tout ne doive aboutir à une
médecine publique, c'est-à-dire à une application sys-
tématique de la science vers la pratique de la vie
commune. L'homme, a dit M. Cousin [1], en tant qu'il
contient et résume dans sa forte et indivisible unité
les puissances éparses dans l'immensité de l'espace,
est la synthèse de la nature; d'un autre côté, la nature, en tant qu'elle déploie sur un immense théâtre
ces mêmes puissances qui se concentrent dans l'humanité, peut être considérée comme l'analyse de
l'homme.

Si donc il importe au médecin d'étudier l'homme
dans ce qui le constitue plus spécialement en lui-
même, soit dans sa partie instrumentale et dans le

---

[1] Introduction à l'histoire de la philosophie morale, pag. 37.

jeu de son dynamisme, on peut avancer, sans craindre d'être démenti par les faits d'observation, qu'on ne
saurait parvenir à le bien comprendre dans toute sa
plénitude, qu'après l'avoir embrassé sous un seul regard avec la nature entière. Les effets connus, dans
toute circonstance déterminée, ne résultent, en effet,
que du concours des causes et forces agissantes, intérieures et extérieures, de leur influence réciproque,
de leur action et réaction mutuelle, et du *consensus*
universel vers un même but.

Ceci est essentiel dans les phénomènes de la vie, en
santé et en maladie, et, *à fortiori*, dans tous les
problèmes que soulève à tant de titres l'histoire de la
civilisation. Mais les conséquences qui découlent d'une
pareille attention sont surtout remarquables dans tout
ce qui tient aux beaux rapports de l'homme avec le
monde extérieur, et plus particulièrement dans l'étude
médicale des climats.

Oui, l'étude médicale des climats, pour ramener
ces considérations préliminaires à l'objet de notre entreprise, doit être posée dans ce *consensus* harmonique de l'homme et de la nature extérieure, et elle ne
peut être posée que là, si on veut la présenter dans
son vrai jour, et la mettre dans toute la sincérité de
son principe.

Les anciens, plus près que nous de l'origine des choses, habiles dans l'art de saisir les grands rapports et de généraliser les phénomènes, ne s'y étaient pas trompés. Ils ne nous donnent pas, comme les modernes, des définitions scolastiques des climats et de la nature humaine, plus ou moins propres à séduire notre esprit ; ce qui ne les empêche pas de comprendre la question de la bonne manière.

A ce propos, je ne puis me défendre de faire cette remarque, qui est toute à leur avantage : en ouvrant leurs livres, on est étonné de l'immensité de leur vue, et d'une espèce de pénétration qui leur permet de deviner, pour ainsi dire, des vérités que l'observation la plus constante et la perfection des moyens d'investigation ne font plus tard que démontrer. Tous les grands faits-principes s'y trouvent implicitement contenus. A la première lecture, il y paraît d'abord comme un peu d'abstraction, un peu d'obscurité, quelques voiles ; mais si l'on ne se décourage pas de leur commerce, bientôt les déductions les plus précises s'accumulent, elles s'éclairent mutuellement, et on ne tarde pas à s'apercevoir que les routes les plus nouvelles viennent y prendre leur point de départ ou y aboutissent. De nos jours, quand on rapproche les résultats acquis par la série des siècles, de leurs aperçus philosophiques ou même de leurs simples soupçons, on est convaincu qu'ils ont souvent embrassé d'un coup d'œil plein de justesse les plus vastes horizons.

Loin de moi l'intention de nier le progrès de nos connaissances, et de dénigrer systématiquement le temps actuel, à une époque surtout ou les mille transformations qui s'opèrent dans toutes les directions semblent devoir élever l'enthousiasme au-delà de toutes limites. Que de résultats superbes, que d'inventions utiles ou magnifiques, que de découvertes qui élargissent le domaine de la pensée et de l'industrie, qui atténuent de plus en plus les maux de l'humanité, ne pourrait-on pas m'opposer?

Mais, si je ne suis pas assez l'ami du paradoxe pour aller jusqu'à dire qu'il n'y a rien de nouveau sous le soleil, et si je conviens qu'en réalité nous sommes bien en avant de nos premiers aïeux pour l'application, ne peut-on pas cependant rendre cette justice aux anciens, de reconnaître qu'ils n'ignoraient aucune des bases les plus essentielles de la morale, de la politique et de la science?

Il y a quelques années à peine, un nouveau corps céleste fut déterminé par la seule puissance du calcul, et on n'a pas oublié les ovations que les difficultés vaincues en cette occurrence firent éclater de toutes parts. Eh bien ! pourquoi ne pas le rappeler ? l'an du monde 5659, la quatrième année de la cviii^e olympiade, 345 ans avant Jésus-Christ, Aristote annonçait, par la seule puissance de la logique, de nouveaux continents, dans ces mers qui devaient occuper les deux tiers du globe, entre l'Europe occidentale et les rivages orientaux de l'Asie.

« La terre habitable, dit le philosophe de Stagyre, est divisée, dans le langage vulgaire, en continents et en îles. Ils ne savent pas, ceux qui parlent ainsi, que notre continent est une grande île unique, baignée de tous les côtés par la mer désignée sous le nom d'Atlantique. Il faut admettre qu'il y en a plusieurs autres dont les rivages sont opposés à nos rivages, et qui gisent à de grandes distances ; les unes sont plus grandes que notre continent, les autres sont plus petites. Pour nous, toutes ces terres isolées sont inconnues, à l'exception de la nôtre. De même que nos petites îles sont séparées par les petites mers qui les entourent, de même notre terre est isolée par les flots de l'océan Atlantique, et les autres continents le sont par la mer universelle. Ces continents sont donc, comme le nôtre, des espèces de grandes îles baignées et entourées par des mers immenses. »

Il eût été très-facile à la nature, comme le déclare

M. Babinet, de l'Institut, de loger encore un autre monde entre l'Amérique et l'Asie, dans l'étendue qu'occupe l'océan Pacifique; néanmoins, en se bornant aux deux Amériques, est-il rien de plus précis que les paroles d'Aristote? Jamais assertion quelconque a-t-elle indiqué une certitude plus parfaite? Qu'aurait dit de plus exact ce grand seigneur grec, époux d'une reine et précepteur d'Alexandre, s'il eût pu jeter les yeux sur une de nos cartes, et qu'il y eût vu les deux Amériques et l'Australie? Quel honneur pour ce grand génie d'avoir connu, sans le voir, ce que Christophe Colomb vit sans le connaître[1]!

C'est ainsi qu'Hippocrate a été le prométhée de la médecine et en a établi les dogmes fondamentaux, de telle sorte, que, selon le témoignage de Barthez[2], ce n'est qu'en y adaptant sa manière générale de voir, qu'on peut ajouter aux progrès de cette science, si intéressante par son objet et si belle par elle-même.

N'est-ce pas à l'hippocratisme que s'adresse M. le professeur Lordat, dans le passage suivant sur la médecine ancienne : «Elle est une science arrêtée et non fermée; elle a ses attributs, ses lois, sa méthode logique. Quelque étrangers que puissent paraître les

---

[1] Études et lectures sur les scienc. d'observat., tom. II, pag. 135.
[2] Discours sur le génie d'Hippocrate. Montpellier, 1846, pag. 3.

faits que l'observation nous présente assez souvent ,
ils y trouvent leurs places respectives, des analogies,
des règles générales qui veillent sur leurs droits et sur
leurs devoirs. Elle est comme une ville dont le plan
est immuable, dont les places , les rues, les monu-
ments, les quartiers , les ressorts administratifs sont
arrêtés d'avance, et dont les populations futures n'exi-
gent jamais ni bouleversements, ni démolitions, ni un
nouveau code. Ne connaît-on pas des langues assez régulières, assez philosophiques , pour qu'elles puissent
recevoir les idées les plus neuves, sans rien ajouter
à leur syntaxe et en mariant les mots avec leurs
analogues [1]. »

«Si l'on jette un coup d'œil d'ensemble, dit M. le
professeur Anglada, sur l'histoire de la médecine, sans
se laisser éblouir par ce mirage des systèmes qui
s'évanouit comme une ombre quand on les voit de
plus près, on est frappé tout d'abord d'un grand fait
qui domine tous les autres et qui a traversé la longue
série des siècles, sous l'égide d'un culte traditionnel
contre lequel n'ont prévalu, ni les outrages du temps,
ni les attaques des réformes. A ces traits, on a reconnu
sans doute la doctrine hippocratique ou l'esprit général

---

[1] Perpétuité de la médecine, pag. 124.

qui l'a dictée ; cette haute philosophie qui en domine l'ensemble , qui en vivifie les parties et qui a donné aux siècles futurs un *substractum* solide , sur lequel viennent se donner rendez-vous tous les perfectionne-ments progressifs de la science [1]. »

La vraie médecine remonte à Hippocrate. Mais la médecine, qu'est-elle, en définitive, si ce n'est l'ob-servation complète ou l'étude de l'homme vivant, sain ou malade, sous toutes ses faces, dans toutes ses re-lations et modifications ?

Cette étude comprend nécessairement deux points de vue. Elle doit embrasser : d'un côté , du but d'ac-tivité de la force vitale et des organismes qui sont les moyens de manifestation de cette force ; de l'autre , de l'influence des choses dites non naturelles.

Et c'est seulement en l'envisageant sous ce double aspect, qu'il est possible de constater simultanément l'ordre de succession des phénomènes, leur loi de génération et de transformation dans la durée des temps et dans l'espace.

L'étude des rapports de l'homme avec le sol, l'at-

---

[1] Quels sont les avantages de la connaissance de l'histoire de la médecine pour la médecine elle-même ? Thèse de concours. Mont-pellier, 1850, pag. 44.

mosphère, les eaux, les saisons, les climats, etc., a
dû par conséquent être fondée avec celle de sa nature
intrinsèque et des causes générales internes que repré-
sentent les âges, les tempéraments, les sexes, etc.
En effet, voilà bien ce qui est arrivé, et l'influence
réciproque des causes extérieures et intérieures, celle
des climats en particulier avec l'homme, a été reconnue
et exactement notée dès la plus haute antiquité, par
les médecins, par les philosophes et par les légis-
lateurs.

En médecine du temps d'Hippocrate, en physio-
logie du temps d'Aristote, en philosophie du temps
de Platon, la notion des constitutions climatériques
était largement exprimée, puisqu'elle remontait jusqu'aux sources de la nature physique et de la nature
morale, dans tous les états de la vie, de la santé,
de la maladie et de la guérison.

L'homme est la signification du sol sur lequel il
vit, disait Aristote, autant que le sol est l'expression
de l'homme.

L'homme, écrivait Platon, est la résultante de
son impulsion initiale et des circonstances extérieures.

Mais celui de tous les anciens qui a mieux formulé
le principe si fécond de l'action des climats, c'est le
Père de la médecine. L'analogie de l'homme avec les

objets qui l'entourent et qu'il approprie à ses besoins, lui parut si frappante, qu'il prétendait, à la simple inspection pouvoir presque toujours assigner la nature et la zone du climat auquel appartient chaque indi-vidu.

« Il est parmi les hommes, dit Hippocrate dans son admirable *Traité de l'air, de l'eau et des lieux*, des races ou des individus qui ressemblent aux terrains montueux et couverts de forêts ; il en est qui rap-pellent ces sols légers qu'arrosent des sources abon-dantes ; on peut en comparer quelques-uns aux prai-ries et aux marécages, d'autres à des plaines sèches et dépouillées. »

Ce divin génie ajoute : « Les saisons déterminent les formes ; or, les saisons diffèrent entre elles ; la même saison diffère d'elle-même dans les divers pays, et les formes des êtres vivants retracent toutes ces diversités. »

En parlant de certains peuples situés aux confins de l'Asie et de l'Europe, vers les Palus-Méotides, et les comparant avec les Asiatiques et les Égyptiens, il dit encore : « La nature sauvage du pays qu'ils oc-cupent et les brusques mutations des saisons aux-quelles ils sont exposés, établissent entre les indi-

vidus qui composent ces peuplades, des différences
qui n'existent pas chez les autres nations. »

Ailleurs, il termine la description d'un canton particulier de la Scythie par ces mots : « Vous voyez que
les saisons n'y subissent aucun grand et soudain
changement ; qu'elles y gardent, au contraire, une
marche uniforme, et se rapprochent beaucoup les
unes des autres : voilà pourquoi les formes des habitants y sont peu variées. C'est des mêmes aliments
qu'ils se nourrissent, c'est des mêmes vêtements
qu'ils se couvrent l'hiver et l'été ; ils respirent dans
tous les temps le même air humide et aqueux ; ils
boivent les mêmes eaux qui ne sont que de la neige
ou de la glace fondue. En conséquence, ils sont gras
et charnus, ils ont les articulations grosses, mais
faibles, et toutes les cavités humides et surtout le
bas-ventre. L'embonpoint et le poli des chairs font
que les divers individus s'y ressemblent beaucoup,
les hommes aux hommes, les femmes aux femmes.»

Voulant comparer le sol de l'Asie et celui de l'Europe, il s'exprime ainsi dans un autre endroit : «Si
les Asiatiques, énervés de mollesse, sans courage,
sans activité, sont moins belliqueux que les Européens, et s'ils ont des mœurs plus douces, c'est encore dans l'influence du climat et dans la marche des

saisons qu'il faut en chercher la cause. En Asie, les mutations alternatives du froid et du chaud ne sont jamais grandes ni brusques ; par là, jamais les forces vitales ne sont comme frappées de stupeur, jamais le corps n'y sort tout à coup de son assiette naturelle. Or, ces puissantes commotions augmentent de chaleur animale, fomentent les dispositions cholériques, aiguisent la prudence : toutes qualités qu'un état monotone et permanent ne développe pas au même point. Car ce sont les changements qui excitent l'esprit de l'homme, et qui ne lui laissent aucun repos.»

En reprenant cette comparaison, il continue : « En Europe, les hommes diffèrent beaucoup, et pour la taille et pour les formes, à cause des grandes et fréquentes mutations de temps qui ont lieu dans le courant de l'année. De fortes chaleurs, des hivers rigoureux, d'abondantes pluies, des sécheresses opiniâtres, des vents impétueux, en un mot toutes les températures y règnent tour à tour, et s'y remplacent sans cesse..... Voilà pourquoi toute l'apparence extérieure des européens diffère d'une ville à l'autre. Les effets du climat se font observer également dans leurs mœurs, dans leurs maladies, dans les modes de guérison de celles-ci. »

C'est d'après ces observations, et plusieurs autres

2

qu'il est inutile de répéter, qu'Hippocrate avait établi
la doctrine des climats, doctrine qui peut se résumer
en ce peu de mots : tous les produits de la nature ,
l'homme et la terre, sont conformes.

Les expériences météorologiques modernes pourront donner plus de fixité à la nature des climats et
des lieux. On pourra regarder ces expériences comme
les éléments des effets observés, comme les guides
qui doivent nous diriger dans nos recherches sur les
causes de la salubrité de l'air et sur l'influence plus
ou moins active, plus ou moins favorable, qu'elles
peuvent avoir sur les dispositions des corps organisés,
depuis la mousse jusqu'au chêne, depuis l'insecte jusqu'à l'homme ; mais le climat en lui-même, le climat
dans son action sur les êtres vivants, a été, convenons-en, parfaitement caractérisé du premier coup,
avec une vérité et une profondeur qui ne laissent que
peu de chose à désirer.

Depuis, il y a eu bien des développements, des com-
mentaires, des restrictions et des additions de toute
espèce. Certains ont regardé l'influence des climats
comme une chimère, et ils en ont rejeté les conséquences. D'autres ont franchi les limites dans lesquelles le grand observateur de Cos avait cru devoir se

renfermer. De là, un débat sans fin entre deux opi-
nions extrêmes, qui sont encore un objet de litige
entre des hommes d'ailleurs très-éclairés et également
recommandables par leurs travaux ; de là aussi, le
peu d'uniformité que l'on trouve dans les recherches
actuelles.

La question est-elle donc devenue indécise? Est-
il besoin de nouvelles observations pour ramasser les
motifs d'une conclusion définitive ?

Nullement ; le fait de l'influence des climats existe,
et aux personnes qui le mettraient encore en doute il
suffirait, à la rigueur, de répondre comme Diogène
aux philosophes qui niaient le mouvement: Diogène
marcha, et tout fut dit.

Ce fait a pour lui l'observation médicale de tous
les temps et l'expérience physique, qui a pris de nos
jours les proportions les plus précises. D'ailleurs on
n'a qu'à regarder autour de soi pour être frappé de ses
caractères. Il n'y a donc plus à disputer à son propos,
car la défense qui consiste à vanter, et l'attaque qui
ne cherche qu'à détruire, n'aboutiront jamais à rien.

Il y a tout simplement à revenir au dogme ancien,
qui est une grande partie de la loi médicale, et à l'a-
grandir de tous les résultats acquis par les découvertes
modernes.

Maintenant, on demandera peut-être quelle idée on doit se faire du climat ; quel est le sens qu'il faut attacher à ce mot ; quelle est la portée et l'étendue de l'influence des climats sur l'homme.

Il est certain que l'on ne peut pas se borner à dire, avec les géographes, que le climat est l'espace compris sur la mappemonde entre deux cercles parallèles à l'équateur terrestre. Non-seulement cette désignation serait trop bornée, trop peu significative, mais il n'y aurait rien de plus erroné qu'elle. L'élévation d'un plateau sous l'équateur produit un climat tempéré, là où il y aurait une température brûlante si le sol était plus bas. Ainsi, par exemple, au-dessus des Cordillères, on jouit d'un printemps presque continuel. Dans une autre zone, une semblable élévation engendrera des neiges et des glaces perpétuelles ; pour preuve, je citerai les Pyrénées, aussi élevées que le plateau de Quito et couvertes de neige sous le ciel des départements méridionaux de la France. Tout le monde sait que le voisinage de la mer adoucit la température, et les côtes de Norwège jouissent d'un climat moins rigoureux que celui de Paris.

On a appelé climat une étendue de pays dans laquelle la température et les autres conditions de l'atmosphère sont à peu près identiques. On peut ob-

jecter à cette définition que la température et l'atmosphère, quoique jouant un grand rôle dans la constitution des climats, n'en sont pas les seuls éléments
formateurs. Combien de causes qui influent sur la
répartition de la chaleur à la surface du globe, et
combien d'autres qui ne peuvent pas être oubliées
dans la bonne détermination des climats !

Alexandre de Humboldt définit le climat : le concours des variations atmosphériques représentées par
la température, l'humidité, les changements de la
pression barométrique, le calme de l'atmosphère, les
vents, la tension plus ou moins forte de l'électricité
atmosphérique, la pureté de l'air ou la présence des
miasmes plus ou moins délétères, enfin par le degré
ordinaire de transparence et de sérénité du ciel [1]. Il y
a encore ici insuffisance manifeste, malgré l'énumération des principales qualités physiques de l'air, et
cette définition mérite les mêmes reproches que la
précédente.

On peut en dire autant de la suivante où inter-
viennent : l'action du soleil sur l'atmosphère, l'élévation du sol au-dessus du niveau de l'Océan, la pente
du terrain et son exposition, la position des monta-

[1] Cosmos, tom. I, pag. 377 et 380,

gnes relativement aux points cardinaux, le voisinage
des mers et la direction ordinaire des vents, etc., etc.

Malgré les variétés innombrables des conditions
qui sont du domaine de la géographie physique, les
uns ont divisé le globe en cinq zones ou grands climats généraux, séparés par les tropiques et les cercles polaires ; les autres ont admis sept climats principaux, d'après leur température moyenne ; ceux-ci
trois seulement, par rapport au degré excessif de la
température, à sa constance ou à sa variabilité. M. le
professeur Martins reconnaît pour la France cinq climats, qui ont pour chacun leur physionomie particulière, leurs caractères spéciaux et leurs maladies.
On a distingué des climats maritimes, des climats
insulaires et des climats continentaux. En ce qui a
trait aux applications hygiéniques, on a classé les climats en chauds, tempérés et froids, en secs et humides, etc., etc.

Toutes ces divisions et subdivisions, que chacun
envisage à sa manière, sont arbitraires et forcées, et
l'on peut soutenir que, réellement, il y a autant de
climats que de lieux distincts, même à égales latitudes et longitudes. La logique le veut ainsi, et l'observation des phénomènes est d'accord avec le rai-
sonnement.

Quant au sens à donner à ce mot, je répondrai
que le climat (de κλιμα, région) doit s'entendre de
l'ensemble des conditions, de toutes sans exception,
propres à une étendue de terrain exactement déterminée, à telle ou telle contrée particulière, à une localité circonscrite. Toutes les circonstances extérieures,
quelles que soient leur valeur et leur importance,
absolues ou relatives, doivent concourir à son établissement.

Si l'on veut connaître ensuite les relations des corps
vivants avec les climats, on n'a qu'à suivre les voyageurs, les naturalistes, les médecins, dans les descriptions qu'ils nous ont données des différentes régions
de la terre, et l'on verra sans peine que chaque climat
a sa couleur, son empreinte ; que les différents êtres
que la nature y a placés ou qu'elle y reproduit chaque
jour, sont appropriés aux circonstances de chaque
climat, ont une empreinte, une couleur communes,
sont en quelque sorte l'image vivante du local ; que
l'homme reflète les aspects du sol qui le nourrit et
du ciel sous lequel il se meut.

Que peut-on désirer de plus?

Les rapports de l'homme et du climat, l'influence
du climat sur l'homme, ne sont-ce pas choses indu-
bitables?

Faut-il creuser plus avant et poser les limites de cette influence? Ce serait au-delà de mes forces, je ne le sens que trop, et par prudence je m'arrête dans un labeur aussi difficile. D'ailleurs, à y bien réfléchir, l'action du climat sur l'homme est un fait d'observation et d'expérience ; or, c'est à l'observation et à l'expérience qu'il appartient de prononcer au sujet de savoir jusqu'où cette action s'est étendue dans la série des âges, jusqu'où elle peut s'étendre dans l'avenir.

Plus modeste dans mes prétentions et poussé par un sentiment de patriotisme, qui n'ira pas pourtant jusqu'à me prévenir en faveur du lieu qui est devenu ma patrie d'adoption [1], je me suis proposé, au lieu de systématiser les travaux de climatologie, de m'occuper presque exclusivement du climat de Madère, et de montrer l'heureuse influence qu'il exerce sur les maladies chroniques et surtout sur la phthisie pulmonaire. Une étude de ce genre m'a paru être l'introduction obligée de la carrière que je vais embrasser. Baglivi, rendant compte des succès de sa pratique, et cherchant à tirer de son expérience des règles plus sûres de conduite, croyait devoir ajouter, comme

---

[1] Né à Lisbonne, je suis allé à Madère, où j'ai vécu la plus grande partie de ma vie.

explication : *Vivo et scribo in aere romano.* Destiné
à exercer la médecine à Madère, j'ai pensé, à part
moi, qu'il m'était indispensable de connaître à fond
les circonstances climatériques qui lui sont attachées,
afin de me rendre aussi apte que possible à conserver
ou à rétablir la santé de ses habitants et des nombreux
étrangers qu'y attire la réputation de son climat, un
des plus doux et des plus salubres du monde.

L'importance de la question est même si grande à
mes yeux, que je ne craindrai pas d'employer les
chiffres et les tableaux statistiques, lorsqu'ils me sem-
bleront nécessaires pour éclaircir les plus minces détails : *Una quæque res tractari vult suis et propriis
argumentis.* (Cicéron.)

Du reste, le plan que j'ai adopté est des plus
simples et mérite à peine d'être signalé ; il répond
au titre.

Les quelques notions générales qui précèdent, relatives à l'ensemble des climats et aux relations de
l'homme avec le monde extérieur, nous ont offert
l'avantage de placer l'idée principale dans son cadre
naturel, et par là on n'aura pas à redouter le trouble
et l'incertitude qui répondent toujours nécessairement
à l'indétermination du sujet dans la suite des raisonnements.

Cela fait, je vais diviser le corps de ma dissertation en deux parties.

Dans la première, j'examinerai le climat de Madère proprement dit, sa topographie physique et médicale, à l'aide des nombreux matériaux groupés par d'intelligents observateurs.

Dans la seconde, je traiterai plus spécialement de son influence sur les affections chroniques, et surtout sur la phthisie pulmonaire, au triple point de vue de la formation, du développement et de la thérapeutique de ces maladies.

Conjointement avec cette partie, je comparerai les climats recommandés aussi pour les maladies chroniques avec celui de Madère.

Puisse l'intention me faire pardonner l'insuffisance des moyens! Puissent mes efforts m'attirer l'approbation de mes compatriotes!

DU
CLIMAT DE MADÈRE

Et de son influence thérapeutique

DANS LE TRAITEMENT DES MALADIES CHRONIQUES EN GÉNÉRAL

et en particulier

DE LA PHTHISIE PULMONAIRE

PREMIÈRE PARTIE

CLIMATOLOGIE DE MADÈRE.

> « *Noque multo meliora sunt*
> » *signa quœ ex natura corporis*
> » *et œtatis capi possunt, quam*
> » *quœ ex natura locis et na-*
> » *tionis.* »
>
> BACON ; *Nov. organ.*

Quelles observations et quelles expériences seraient nécessaires pour parvenir à connaître la nature, le genre, la fréquence absolue et relative des maladies qui affligent ordinairement telle ou telle localité? Quel est le degré de salubrité d'un pays? Quels sont les

moyens les plus convenables pour conserver ou rétablir la santé des habitants et des nouveau-venus dans
un lieu quelconque , pour prévenir ou guérir les maladies par le concours des conditions extérieures ?

La solution générale de ce problème est renfermée,
comme on a pu le comprendre déjà , dans l'établissement de la relation nécessaire qui existe entre le climat d'un local déterminé, et l'homme qui doit y passer
ses jours ou qui s'y rend momentanément pour affaires
commerciales , raison de santé , ou pour tout autre
motif.

Si l'histoire naturelle a besoin d'une bonne géographie physique , la science de l'homme ne peut pas se
passer d'une bonne géographie médicale ; cela saute
aux yeux.

On est en train de *cadastrer* le monde , d'évaluer
la valeur de ses produits sous le rapport des impôts
ou des échanges ; pourquoi donc ne pas étudier le globe
dans ses différentes parties , sous le rapport des influences physiques et morales, salutaires ou nuisibles,
que l'organisme humain est capable de ressentir ?
Pourquoi , même dans les régions les plus civilisées ,
ne pas *cadastrer* la vie de ses habitants , leurs usages ,
leurs mœurs , leurs affections maladives , leurs infirmités, leurs immunités, leur conformité avec le climat,
objet des plus essentiels , et pourtant si négligé ?

On ne parviendra à obtenir ce résultat, plein de
magnifiques promesses , qu'en multiplant les topogra-

phies médicales, exécutées avec force et discernement.
La police et la meilleure législation ne peuvent même
se faire qu'à l'aide d'excellentes topographies, parce
que celles-ci contiennent la plupart des éléments de
l'ordre social.

Il faut bien se le persuader, une collection de ces
ouvrages, entreprise sur une grande échelle, deviendrait un travail dont l'importance peut être appréciée
par des esprits pénétrants et clairvoyants, qui ont l'habitude de remonter aux causes des phénomènes, qui
savent que le *mos* et le *jus*, la tradition et le droit,
tiennent souvent au climat considéré dans sa plus
large acception. Associer la médecine à la législation
aura toujours pour but le plus grand bonheur de l'humanité. C'est l'élever trop haut, dira-t-on; non sans
doute, c'est le mettre à sa place, c'est lui donner le
rang qui lui convient, et tôt ou tard on en viendra à
cette alliance.

En attendant qu'un plan aussi vaste puisse s'exécuter, et sans plus entrer dans des considérations
générales, abordons isolément ce qui regarde la climatologie de Madère. C'est d'ailleurs apporter une
pierre à l'édifice que l'avenir nous réserve, et, par
suite, un encouragement de plus à ce travail.

CHAPITRE PREMIER

Du sol et des eaux; topographie et géologie de Madère, et de
Funchal en particulier; conditions hygiéniques; impression
générale.

————

Madère, ou *Madeira*, est constituée par un groupe
d'îles de l'océan Atlantique, sur la côte occidentale
d'Afrique.

Cet archipel est situé à 360 milles de la côte et du
cap Catin, à 300 milles de l'île de Fer, à 240 milles
de Ténériffe, par 32° 49' 44" et 32° 37' 18" latitude
nord, 16° 39' 30" et 17° 16' 38" longitude ouest de
Greenwich, presqu'à 10° nord du tropique du Cancer.
Placée sur la route de l'Europe aux Indes, c'est un
des derniers points visités par les voyageurs qui vont
de l'Angleterre vers le cap de Bonne-Espérance.

On y compte cinq îles, qui sont : l'île de Madère
proprement dite, *Porto-Sancto*, *Ilhéo-Chão*, *Grande
deserta*, et *Bugio ;* on désigne encore ces trois dernières du nom commun des trois *Desertas*.

Porto-Sancto, la première de ces îles que l'on rencontre en allant vers Madère, à 48 milles environ,
s'étend sur une longueur de quatre lieues pour trois-

quarts de lieue de large. Sa population est de 2,000
habitants environ. Les *Desertas*, à deux lieues sud de
Madère, échelonnées à peu de distance l'une de l'autre,
ne sont que des rochers énormes, presque nus; à côté
de ces îles se trouve un roc isolé qui sort à pic du
sein de la mer ; il présente l'aspect singulier d'un navire à pleine voile. — Quelques travailleurs se rendent
chaque année aux *Desertas* pendant l'été, pour ramasser le *Lichen rocella*, qui y naît spontanément en
assez grande abondance.

Ces espèces d'îlots incultes ne méritent pas d'autres
détails, et ce qui suivra se rapportera principalement
à Madère, et surtout à Funchal, capitale du pays.

Madère aurait été, selon F. Alcaforado, découverte
en 1344 par un navire anglais qui, à la suite d'une
tempête, aurait échoué sur les rivages de l'île. La vérité
néanmoins est que cette île a été reconnue pour la
première fois, en 1419, par *João Gonçalves Zargo*
et *Tristão Vaz Texeira de Vasconcellos*, à l'époque
où l'Infant D. Henrique gouvernait, pour le roi son
père, la partie maritime du royaume de Portugal. Ces
hardis navigateurs, en vertu d'une charte qui octroyait
certains droits de possession à ceux qui parvenaient
à découvrir de nouvelles terres, et à leurs descendants,
furent nommés les chefs de la colonie qui y fut envoyée
en 1421, deux ans après.

Le nom de Madère, donné à cet archipel, lui vient
de l'immense étendue de forêts impénétrables qui re-

couvraient la plus grande partie du sol. *Madère*, en langue portugaise, signifie *bois*. On rapporte même que les premiers occupants, pour rendre leur installation plus commode., et aussi dans la crainte des bêtes féroces, se virent obligés d'y mettre le feu. L'incendie, contre lequel aucune précaution ne fut prise, dura sept ans consécutifs. L'immense quantité de cendres qui dut en résulter a pu servir admirablement à féconder le sol de Madère ; néanmoins ce n'a été qu'au prix d'un dommage fort considérable, que les efforts les plus soutenus et les plus intelligents n'ont pas encore comblé. A diverses reprises, on a fait plusieurs plantations dans l'île. Madère possède aujourd'hui de petits bois en pleine prospérité ; mais combien ce que l'on voit doit faire regretter ce dont on avait été doté libéralement par la nature, et qu'il eût été si facile de conserver dans une certaine mesure.

La conformation de l'île est celle d'un quadrilatère oblong et irrégulier, selon feu le docteur N.-C. Pitta, cousin de mon père, et M. Barral ; elle se rapprocherait plutôt du parallélogramme d'après William Johnstone. L'étendue en longueur est de 54 milles, du cap *Sâo-Laurenço* à la *Ponta do Pargo*, par la direction de l'ouest-nord-ouest à est-sud-est. Sa plus grande largeur, que les uns portent à 11 milles, les autres à 12, est en réalité de 16 milles et demi, prise du cap *Sâo-Jorge* à la *Ponta da Cruz*. Des renseignements précis évaluent sa circonférence à 140 milles environ ;

en laissant de côté les petits prolongements de terrain
et les quelques angles rentrants que l'on rencontre au
pourtour de la plupart des îles. La surface totale du
sol a été estimée à 300 milles carrés ou à peu près.

De *Porto-Sancto* on aperçoit Madère dans le lointain, vers le sud-est, comme un point noir dans l'horizon qui se confond avec les nuages ; cette tache s'a-
grandit à mesure qu'on s'approche, puis de grandes
montagnes se dessinent et s'accroissent graduellement.
L'on découvre ensuite une longue ligne de rochers, à
droite, qui forment la pointe de *São-Laurenço*, des
escarpements et d'autres masses granitiques ; à gauche, qui sont les *Desertas*. Après avoir traversé cette
langue de mer, large de plus de deux lieues, on double
le cap *Garajao*, et l'on se trouve alors dans la baie
de *Funchal*, au sud de l'île. Au fond du bassin s'élève
Funchal, bâtie en amphithéâtre sur le flanc de la
montagne, qui vient baigner ses pieds dans les eaux
de l'Océan.

Le sol de l'île, dans son ensemble, est partagé en
deux parties, l'une septentrionale et l'autre méridionale, par une chaîne non interrompue de montagnes
ou cordillères, de l'est à l'ouest, dont quelques-unes
ont une hauteur prodigieuse; Funchal s'épanouit sur le
versant méridional. Aux deux extrémités de l'arc, qui
aboutissent à la mer, les rochers semblent se replier
sur eux-mêmes, comme pour aller à la rencontre les
uns des autres, et décrivent une ellipse aussi vaste

3

que gracieuse ; mais au moment où le cercle va se fermer, une énorme échancrure, qu'on dirait être le résultat d'un éboulement, vient mettre la terre en com-
munication directe avec la mer.

Vue de ce point, la ville de Funchal, avec ses alentours, offre l'aspect d'un éventail entièrement étalé,
dont la circonférence est protégée par les montagnes.
Cette espèce d'enceinte continue commence au sein
des eaux par des escarpements, se change bientôt en
des collines à inclinaisons variables, et, après avoir
décrit des sinuosités plus ou moins marquées, elle se
termine au milieu par des pics très-élevés et presque
inaccessibles. Le *Ruivo*, par exemple, à 2,315 mètres
au-dessus du niveau de la mer, plus de 6,000 pieds !
le cap *Girâo*, au bord de l'Océan, droit et comme
coupé par la main de l'homme, monte à une élévation
de 681 mètres.

La physionomie des montagnes, inégales et dente-
lées, est celle de masses volcaniques tourmentées par
de violentes convulsions souterraines. Généralement
plus rapides au nord qu'au sud, elles s'accompagnent
de larges crevasses, de profonds ravins, de cascades
gigantesques, d'excavations sinueuses qui courent vers
l'Océan, de précipices et de mille accidents divers,
agréables ou terribles.

Nous sommes évidemment sur un sol montagneux ;
néanmoins, malgré cette disposition générale, les
plaines ne manquent pas. L'on rencontre souvent,

dans le pays, des localités d'une inclinaison douce et insensible, des terrains plats et unis de plusieurs milles d'étendue, des plateaux admirablement distribués, jusque sur les hauteurs les plus considérables. C'est ainsi que le *Paul da Serra*, du côté de l'ouest, est à 1 875 mètres au-dessus de la mer, et que le *Sancto-Antonio da Serra*, à l'est, est situé à 750 mètres du même niveau.

Si, dans certains endroits, la terre se montre rude, âpre, sauvage; dans d'autres, au sud principalement, sur tout le versant méridional, le long de la côte orientale, le paysage ne cesse d'être des plus riches et des plus délicieux. En outre, à chaque pas ce sont de nombreuses vallées où la nature a vraiment prodigué tous les trésors. Nulle part au monde la végétation n'est plus variée ni plus énergique.

Les eaux y sont extrêmement abondantes en toute saison. Les principales rivières prennent leurs sources dans les régions supérieures de l'île, et se jettent directement dans la mer. Partout l'eau s'échappe des rochers, des montagnes, du sol, à des distances très-rapprochées; elle se répand uniformément à la surface de la terre pour la féconder, et se rend ensuite dans l'Océan. Les conditions hygrométriques des terrains, la direction des vallées, la pente des montagnes, la déclivité générale du sol, ne permettent pas la formation de ces flaques immobiles, si fréquentes ailleurs sur les bords de la mer, et si funestes à la santé.

La géologie de l'île est encore bien peu avancée, et il faut avouer qu'il n'y a rien de complet sur la matière. Des savants d'un grand mérite s'en sont occupés : Bowdish, Mousinho d'Albuquerque, Macualy, Smith, ont publié à ce sujet des recherches plus ou moins remarquables ; mais d'accord dans la partie descriptive, ils sont en continuelle opposition toutes les fois qu'il s'agit d'interpréter et d'expliquer les faits.

D'après Smith, Madère offre le caractère volcanique à un très-haut degré. C'est l'opinion générale, partagée, sauf quelques restrictions, par Macualy, et défendue dernièrement par M. Barral. La disposition extrêmement inégale du sol, son état fragmentaire, s'expliquent par cette constitution volcanique.

Le sol, dit M. Francisco-Antonio Barral, est principalement composé d'une croûte de matière volcanique, de quelques mille pieds de profondeur, due à diverses éruptions de la période tertiaire. La lave est basaltique et contient de nombreux cristaux olivâtres. Le basalte se présente sous toutes les formes : couches compactes, agglomérations de différentes espèces, structure dense, cellulaire, globuleuse, spongieuse, sabloneuse cendrée ; elle dénonce partout une origine pyrogénique. Dans les lieux où un suc silico-ferrugineux pénètre ces agglomérations, leur consistance est d'autant plus prononcée qu'elles en contiennent davantage. Quelques-unes présentent à l'intérieur des cristaux de quartz hyalin fracturés ; ce qui montre qu'ils n'ont pas été formés là, mais que transportés violemment de leur position primitive, ils ont été enveloppés dans cette agglomération [1].

A l'appui de cette nature pyrogénique, l'on peut citer les dépôts calcaires de *Sâo-Vicente*, durs, d'un blanc luisant avec des couches basaltiques à l'intérieur et à l'extérieur, dans lesquels Smith rencontra divers fossiles, plusieurs zoophytes et des testacés marins. On voit sur les lieux des traces de deux fours à chaux, abandonnés probablement à cause de la difficulté des transports. Les couches calcaires argileuses de la *Praia Formosa*, de la pointe de *Sâo-Laurenço*, concourent à justifier cette manière de voir. Recouvertes d'une enveloppe basaltique, elles contiennent des résidus végétaux et animaux. Bowdish et Mousinho d'Albuquerque crurent y reconnaître des troncs pétrifiés, dont les uns auraient eu deux pieds de hauteur, droits et placés comme un bois récemment coupé conservant encore des rameaux [2]. Macualy ayant emporté des fragments de ces pétrifications en Angleterre, prétend, par l'analogie, l'examen microscopique et l'analyse chimique, que ce sont des espèces de corail fossile de la famille des alcyonides [3] ; ce qui a été confirmé par le docteur Fischer lors de son séjour à

[1] *Clima da Madeira.* Lisbôa, 1854, pag. 28.
[2] *Memorias da Acad. das sciencias de Lisbôa,* 1837.
[3] *Edinburg new-philoso. Journ.,* 1840.

Madère, en 1849. On y a observé aussi des détritus de différents mollusques appartenant aux delphinules de Lamark, divers héliconiens du sous-genre hélicostyle de Férussac, et d'autres espèces n'existant plus aujourd'hui dans l'île.

Une couche épaisse de lignite noire et consistante qui repose sur le côté nord, entre *Sancta-Cruz* et *São-Jorge*, a été regardée par le docteur Johnstone comme les restes d'une ancienne mine de charbon. La cassure est rhomboïdale ; elle brûle avec une flamme claire et des vapeurs acides ; elle se compose de carbone 60,70, d'hydrogène 5,82, d'oxigène et d'azote 30,47, avec un faible résidu.

Si l'on ajoute qu'à côté des grandes élévations se trouvent de profondes excavations ayant tous les caractères des anciens volcans ; que l'abîme nommé *Curral das Freiras* se prolongeant à 681 mètres, présente la plus complète analogie avec les cratères éteints des autres îles de l'Océan ; qu'il en est de même de l'énorme crevasse elliptique appelée *Valle*, et de celle dont parle Bowdish, située près de la baie de la *Praia* ; si l'on considère que les rochers consistent principalement en tuf, scories, basalte poreux ou compacte, pierre ponce jaune ou rougeâtre, calcaire bleuâtre ou *pedra viva* ; si, en un mot, on examine toutes les particularités de la structure de l'île, on ne peut guère se refuser à admettre qu'il a dû se passer sur ce point du globe des actions volcaniques d'une intensité épouvantable et sur une large échelle.

Dans tous les cas, il suffit d'y regarder de près pour se convaincre que la matière du sol est volcanique, et que les formes géologiques sont analogues à celles que produit l'action volcanique.

Au-dessous de ces éléments se rencontre une couche de pierre à chaux qui, selon Bowdish, serait le rocher fondamental de l'île, et dont l'épaisseur n'aurait pas moins de 700 pieds.

Il est extraordinaire que, avec de pareilles conditions, on n'ait pas découvert dans l'île des sources thermales de quelque valeur. Il n'a jamais été question que de sources légèrement ferrugineuses, peu connues et non employées. Je pense cependant qu'il doit y en avoir. Ne sait-on pas que les soulèvements, les éruptions volcaniques, les volcans éteints, marchent habituellement avec la thermalité des eaux? Les sources chaudes, dit Berzélius [1], doivent souvent leur origine à d'anciennes masses volcaniques, dont les orifices supérieurs ont été détruits; elles sourdent à travers les masses de basalte, de pierre ponce et de lave.

Mousinho d'Albuquerque, se fondant sur les grandes divisions du sol, sur la disposition des formes pyrogéniques et sur d'autres raisons plus spécieuses que solides, a pensé que Madère et les groupes d'îles

[1] Chimie, tom. I, pag. 444.

de l'Atlantique étaient les restes d'un vaste continent submergé, disparu en grande partie par des causes que l'on ne saurait préciser. Les trous d'anciens cratères sont ici trop palpables, pour qu'il soit possible de les rayer par un trait de plume; ces cratères éteints se multiplient dans les autres îles de l'Atlantique, et quelques-unes conservent même des volcans qui sont encore en pleine activité; en outre, la disposition radiée ou divergente, propre aux termes volcaniques, se voit assez fréquemment dans les scories de l'île.

Quant à la supposition plus extraordinaire, mise en avant par Van-Buch [1], que le groupe de Madère ainsi que les îles Canaries avaient été formées de diverses couches de terrains soulevées du fond de la mer par l'action de fluides élastiques, c'est lui faire trop d'honneur que de la reproduire, tant elle est en contradiction avec la structure des lieux.

Bowdish a voulu tenir compte de ce sentiment et le rallier à l'opinion commune, en soutenant la préexistence d'un terrain sous-marin, qui aurait été soulevé d'abord, brisé ensuite par des explosions élastiques, et recouvert plus tard par des éruptions successives de basalte et de tuf provenant des volcans. Suivant cet auteur, certaines dépressions évasées qui longent

---

[1] *In the trans. of the Acad. of Berlin has given remarks on the Canary islands, especially Lancerote*; 1818-1819. Ténériffe, année 1820-1821.

la mer, constitueraient les ouvertures, maintenant fer-
mées, d'éruptions volcaniques latérales qui, au lieu
de vomir de la lave, auraient laissé passer d'énormes
blocs de pierres, arrachées violemment du fond de
l'Océan et soulevées au-dessus du. niveau des eaux
par un immense effort [1]. Ceci demanderait de plus
amples vérifications, d'autant plus que plusieurs personnes, et des plus recommandables, accusent ce géo-
logue d'avoir introduit dans ses descriptions beaucoup
d'erreurs et une foule d'inexactitudes.

J. Smith croit que les montagnes, qui coupent l'île
en travers par le milieu, étaient autrefois plus élevées
qu'aujourd'hui, attendu que l'on découvre sur la plupart de leurs cimes, surtout au point de convergence,
des couches qui existent assez habituellement à la
base des cônes volcaniques [2]. C'est une nouvelle preuve
en faveur de la nature plutonique de ces rochers, qui
entrent dans la composition du terrain.

Quelques auteurs pensent également que les cours
d'eau étaient plus grands et plus impétueux lors de
la première occupation. Ainsi, la rivière *dos Socco-
ridos*, qui n'est maintenant qu'un simple ruisseau,
aurait été dans le temps assez profonde, selon Peacock,
pour conduire aisément des trains de bois jusqu'à

[1] *Bowdish has given the most recent geological description of Madeira and Porto-Sancto, in his posthumus work.* London, 1825.
[2] *Excursions in Madeira*, 1840-1841.

l'Océan. Rien ne paraît plus vraisemblable, car la destruction des forêts a entraîné partout la diminution des eaux, et quelquefois l'extrême sécheresse.

Généralement le sol est léger à sa surface et formé d'une lave pétrifiée, ici dure avec scories, là friable, mêlée à de l'argile, du sable et de la marne. Plusieurs collines sont recouvertes d'un sable noir, d'autres d'un sable jaunâtre.

Dans les parties déclives, on a sous les yeux une couche de terreau olivâtre, assez épaisse, qui est l'origine de la merveilleuse fécondité du sol. On retrouve ce terreau sur les flancs des montagnes, à une assez grande hauteur, dans les plaines, les vallées et quelquefois sur les landes qui réunissent les points les plus escarpés.

L'aspect de l'île de Madère est grandiose et pittoresque; les pics les plus hauts sont quelquefois dénudés, mais bientôt les montagnes se couvrent d'arbres de toute espèce; le cèdre y monte quelquefois à des hauteurs prodigieuses. Les collines, admirablement cultivées, y présentent quelque chose de féerique. Quant aux plaines et aux vallées, c'est une végétation touffue et verdoyante, variée et splendide. L'impression qu'elle produit sur les étrangers les plonge dans le ravissement.

Eh bien! au milieu de cette nature si heureusement favorisée, *Funchal* brille du plus vif éclat; non-seulement par la beauté du paysage qui l'environne, par

sa magnifique exposition, mais encore et surtout par
la salubrité de son climat, dont l'influence est si douce
aux valétudinaires et aux malades.

Funchal, la ville parfumée, nommée ainsi à cause
de la grande quantité de fenouil, *funcho*, qui recouvrait
le lieu de son emplacement, regarde le soleil levant
qui l'inonde de sa lumière bienfaisante, et s'étale avec
une espèce de nonchalance délicieuse jusqu'au voisinage de la mer.

Bâtie en amphithéâtre sur le versant méridional de
l'île, ses habitations commencent à quelques mètres
à peine de la mer, tandis que les dernières s'elèvent
jusqu'à une hauteur de près de 300 pieds. Abritée
des vents de la terre par les montagnes qui l'entourent
au Nord, à l'Ouest et à l'Est, elle est rafraîchie pendant la saison des chaleurs par des brises de l'Océan.

Elle est située dans la plus belle vallée de l'île, à
32° 37' 45" de latitude nord, à 16° 55' 20" de lon-
gitudo ouest de Greenwich, distante de Lisbonne de
535 milles, de 625 de Gibraltar et de 1325 de Sout-
hampton (en Angleterre).

Cette ville renferme 25,000 habitants environ,
mais son étendue est assez considérable pour contenir
à l'aise le quadruple de sa population. En effet, chaque
famille y possède une habitation pour elle seule en
temps ordinaire, et la plupart des maisons sont at-
tenantes à des jardins plus ou moins spacieux.

Les rues, étroites, mal alignées, sont fréquemment

coupées par d'autres, ce qui permet la libre circulation de l'air ; leur direction générale est du Nord-
Ouest au Sud-Est , et du Nord-Est au Sud-Ouest.
Propres et bien entretenues , la ventilation y est favorisée par le peu d'élévation des maisons, qui n'ont
presque jamais plus de deux étages. Les rues et les
chemins sont empierrés, pavés de basalte même jusqu'à
une certaine distance de la ville, ce qui se prête parfaitement à la simplicité des moyens de locomotion du
pays, en même temps qu'on est garanti par là de la
poussière. Pour descendre certains chemins , dont
l'angle d'inclinaison est très-rapide , on se sert d'une
espèce de traîneau qui glisse par son propre poids ,
pendant que les conducteurs en dirigent la marche
et en modèrent la vitesse.

Les places publiques sont régulières et sans orne-
ments ni décorations ; mais cette absence de luxe est
compensée par le nombre et l'étendue des promenades.
Les places *da Rainha* et *Academica* , près de la mer,
permettent de respirer une atmosphère maritime immédiate et pure. Les quais des rivières environnantes,
larges et ombragés , donnent un air frais et doux en
toute saison.

Les maisons, construites avec cette *pierre vive* que
l'île fournit abondamment, et qui, par parenthèse ,
ne ressemble guère à celle qu'on emploie communément dans les contrées méridionales de la France et à
Montpellier, quoique M. le docteur P.-J. Vieira l'ait

prétendu [1] ; les maisons, dis-je, réunissent toutes les conditions de comfort qui peuvent en rendre l'habitation agréable , sont d'une propreté irréprochable et blanches à l'extérieur ; garnies pour la plupart de balcons, elles ont une apparence de gaîté qui plaît à l'œil. Elles sont vastes, aérées , bien distribuées , peintes à l'intérieur, et renferment toutes des lieux d'aisance qui conduisent les immondices dans des conduits souterrains destinés à les rejeter rapidement au dehors. Ces aqueducs en maçonnerie sillonnent la ville dans tous les sens , passent sous les maisons et communiquent avec chacune d'elles , pour entraîner immédiatement , à l'aide de grands courants d'eau constamment renouvelés , les saletés et les résidus à la mer. Les bords déclives de la mer exemptent ce procédé de nettoyage des inconvénients qu'il présente à Lisbonne et dans quelques villes de France.

Une grande quantité d'habitations particulières ont même l'insigne avantage de recevoir directement l'eau des montagnes voisines. La plupart des maisons riches se sont contentées d'un service de correspondance à double courant, pour l'arrivée de l'eau des aqueducs et pour l'écoulement immédiat des immondices. C'est

---

[1] Thèses de Montpellier, 18 mai 1852, pag. 16. — Voici les propres mots de M. Vieira : « Les rochers de l'île sont constitués par une pierre bleuâtre, que les indigènes appellent *pedra viva*, et qui est assez analogue à cette pierre dure mise en usage dans le midi de la France pour les constructions des bâtiments. »

un système de drainage réalisé à Madère et que les grandes capitales de l'Europe pourraient nous envier.

On ne rencontre pas à Funchal de ces misérables masures dans des quartiers obscurs et malsains, de ces cloaques immondes, de ces agglomérations impures qui semblent une des conséquences inévitables du mercantilisme de l'époque et de l'industrie manufacturière.

Les habitants de la partie inférieure de la ville n'ont à redouter aucune des causes d'insalubrité des plages maritimes en général. L'inclinaison soutenue du terrain, les ravins qui divisent la cité, l'empierrement du sol, les eaux courantes, ne permettent ni stagnation ni boues. La mer, en se retirant, découvre un sol ferme et caillouteux; aussi, pas d'exhalaisons désagréables et malfaisantes, pas d'odeur de plantes marines, pas d'émanations résultant de leur décomposition.

Les maisons du centre, plus resserrées pour les besoins du commerce, sont des modèles de goût, de propreté et de parfait aménagement. S'il en est quelques-unes où le désordre et la pauvreté se montrent, elles tendent de jour en jour à disparaître.

La population s'était portée, dans le principe, vers le Nord-Est, dans le faubourg *Sancta-Luzia*; mais ce quartier a été jugé un peu humide, en raison de la grande quantité d'eau qui y passe journellement, et aujourd'hui les classes riches vont se loger de préférence du côté de l'Ouest, dans le faubourg du *Ribeiro Secco*. On a signalé, du reste, la même tendance dans toutes les grandes villes de l'ancien monde.

En somme, il n'y a ici ni palais, ni architecture remarquable, ni obélisques, ni fontaines monumentales ; mais la salubrité est partout, ce qui a bien son mérite, et Funchal est, en définitive, une réunion de jolies maisons d'une noble simplicité qui n'exclut pas une certaine élégance, avec de belles vues de terre et de mer, meublées selon la position et les fortunes, et remplissant toutes les exigences de la civilisation actuelle. Quelques-unes parmi les anciennes, et toutes celles que l'on a construites depuis quelque temps, sont pourvues de cheminées dans les chambres et aux salons, où l'on brûle du bois pendant les quelques jours d'hiver. C'est plutôt, il faut l'avouer, pour corriger l'humidité du soir et du matin, ou mieux pour satisfaire au désir des malades et des familles étrangères, que par nécessité ou pour combattre le froid, qui n'est jamais assez rigoureux pour cela.

Loin de la ville, dans les campagnes, on rencontre par ci par là de tristes et informes abris, de pauvres masures dépourvues de tout le confortable et quelquefois du plus strict nécessaire ; comme si la misère et le malheur devaient être représentés sur tous les coins du globe ! Heureusement que c'est dans de très-faibles proportions, et que la santé publique ne saurait en éprouver le moindre dommage, sous un ciel aussi pur que celui-ci.

Funchal est éclairée à l'huile, peut-être avec un certain avantage, sous le rapport de la salubrité.

Elle a des marchés pour les principaux comestibles : fruits, légumes, poissons, volaille, gibier, viande de boucherie, etc., lesquels sont bien placés, entretenus avec soin et copieusement fournis.

Son abattoir, élevé depuis peu, est commode, distribué avec intelligence, bien ventilé, pourvu d'eau, muni de tous les appareils propres à faciliter le travail et réunissant les meilleures conditions hygiéniques qu'on peut exiger pour des établissements de cet ordre.

Il y a quatre hôpitaux dans la ville : l'Hôpital-Général ou *Sancta Caza da Miséricordia*, celui des *Lazaros* ou des lépreux, l'hôpital militaire et l'hôpital de la *Princeza Dona Maria Amelia*, institué en mémoire de la vertueuse princesse de ce nom, par la piété de S. M. l'Impératrice douairière du Brésil, son Auguste mère.

Le premier reçoit indistinctement tous les malades. Fondé en 1685, ses constructions se ressentent de cette époque reculée. Situé sur une des plus jolies places, très-fréquentée par les promeneurs oisifs, il s'étend de l'Est à l'Ouest, avec des ouvertures au Nord et au Sud. La douceur du climat permet de laisser les fenêtres ouvertes des deux côtés presque toujours, sans que les malades s'enrhument ou en soient incommodés. il contient de 60 à 120 malades en traitement, et le mouvement annuel varie de 600 à 1100 malades dans des temps normaux.

Un de ses compartiments sert à une École de médecine, fréquentée par un certain nombre d'élèves et quelques sages-femmes[1]. C'est dans cette École que j'ai commencé mes études pour la médecine. La salle de dissection, attenante à l'École de médecine, est fraîche, aérée et assez bien montée.

Lors de nos visites, dit M. Barral, dans l'ouvrage que nous avons déjà cité, aucune mauvaise odeur ne régnait dans les salles ; il n'y avait ni fièvres graves, ni gangrènes d'hôpital, mais seulement quelques diar-

---

[1] L'*École médico-chirurgicale* de Madère a été créée par décret du 25 décembre 1836 ; mais elle n'a été définitivement installée qu'en 1838. Mon père a été et est encore aujourd'hui son premier directeur et président du Conseil d'administration, comme médecin principal de l'hôpital de la Miséricorde, où elle a son siège.

Déjà, vers la fin du siècle dernier, il y avait à Madère des individus qui suivaient la pratique de cet hôpital et exerçaient la petite chirurgie sans faire le métier de *barbiero*, ce métier étant exercé exclusivement par d'autres individus. Mais, depuis que la nouvelle École a été établie, l'art de guérir est pratiqué dans les campagnes de l'île par des hommes intelligents et qui ont acquis à Funchal le degré d'instruction médicale nécessaire et proportionnée au service qu'ils ont à rendre.

C'est donc à tort que M. le docteur Vieira, dans sa thèse inaugurale, page 59, a écrit le contraire, en prétendant rabaisser ces honorables officiers de santé, si utiles au pays que le jeune docteur avait quitté sans en bien connaître le régime et l'histoire actuelle. Quoique jeune encore, qu'il me soit permis de relever ces méprises.

4

rhées, et les malades n'avaient pas l'apparence cachectique résultant du séjour des hôpitaux insalubres.

L'hôpital de *S. Lazaro*, à l'ouest de la ville, soutenu par la municipalité, contient de 20 à 30 éléphantiasiques des deux sexes et de tout âge. On y recueille les malheureux atteints de cette hideuse maladie, afin d'éviter à la société la vue d'un si triste spectacle.

Pourquoi n'essaie-t-on pas dans cet hospice, créé *ad hoc*, les moyens thérapeutiques sur lesquels on peut fonder quelque espérance? L'expérimentation, prudemment conduite avec le secours de la raison et de la science, n'entre-t-elle pas dans le domaine de la médecine?

L'hôpital militaire, consacré spécialement aux soldats de la garnison (1,000 hommes environ), fait partie d'une vaste propriété de l'État, et les malades y ont la jouissance d'un superbe jardin.

Le quatrième et dernier de ces établissements nosocomiaux doit servir principalement aux affections chroniques de poitrine et aux phthisiques. Placé provisoirement dans une maison particulière à titre d'essai, avec vingt-quatre lits, on vient de lui élever un monument, sur les plans de M. Lamb, un des architectes de l'hôpital de Brompton (en Angleterre), qui remplit les meilleures conditions de salubrité, et où rien ne manque de ce qui est nécessaire à sa destination. Depuis 1853, cet hôpital provisoire a reçu des malades, et bientôt le nouvel édifice sera terminé et servira au but

que s'est proposé son Auguste fondatrice. On y recevra
les Brésiliens et les malades qui pourront être envoyés
de Portugal.

Funchal possède en outre un asile de mendicité
pour les mendiants des deux sexes, et où on recueille
les domestiques sans place et les malades qui, sortant
de l'hôpital, n'ont pas de moyens d'existence assurés.
Le service s'y fait par les pauvres mêmes, avec un seul
directeur, et on y a dressé des ateliers de cordon-
nier, de cordages, de tissus grossiers, de bas, etc., etc.
Un jardin, cultivé par les pensionnaires de la maison,
fournit les légumes pour la consommation. Une école
pour les garçons et une pour les jeunes filles y sont
annexées. Le chiffre moyen des admissions est de 250
environ. Il fut créé en 1847 par le gouverneur José-
Silvestre Ribeiro, auquel on doit aussi d'autres améliorations qui se firent dans tous les sens dans l'île.
Les dépenses de cet établissement sont insignifiantes,
eu égard au bien que produit une pareille institution;
le Gouvernement en paie une partie, et l'autre est
comblée au moyen d'une souscription que les classes
riches et aisées acquittent avec empressement.

J'ajouterai que trois petites villes de l'île, *Sancta-
Cruz, Calheta* et *Machico*, ont aussi leurs hôpitaux.
Il est vrai qu'il y a rarement des malades, ceux-ci pré-
férant venir se faire soigner à Funchal.

La prison est placée au centre de la ville, dans le
quartier le plus populeux, et elle se trouve entourée

d'habitations ; c'est un vice auquel on devrait remédier.
Telle et quelle cependant, elle ne constitue pas un
danger sérieux ni pour le dehors ni pour les détenus,
qui s'y portent ordinairement assez bien. L'air y cir-
cule facilement, la lumière y pénètre autant que possible, et on n'y a pas observé, que je sache au moins,
les maladies infectieuses ou épidémiques que l'on peut
rapporter au régime ou à la disposition des lieux.

Funchal a quatre cimetières : deux pour les catholiques, un autre pour les juifs et le quatrième pour les
protestants. Des premiers, celui de *Sancta-Luzia*,
quoique petit, est bien placé ; l'autre, qui autrefois
était hors de la ville, se trouve aujourd'hui entouré
de maisons, et bientôt il sera au beau milieu de la
ville, puisque, comme nous l'avons déjà dit, la population tend à s'augmenter du côté ouest. Celui des protestants (ce ne sont que des étrangers) présente le
même inconvénient. Les cimetières catholiques possèdent leur chapelle, et les tombeaux y sont ombragés
d'arbres funèbres. Celui des juifs est situé dans un
endroit bien écarté de Funchal.

Il n'existe pas, dans toute l'île, d'industrie ni de
grandes fabriques insalubres ou dangereuses, susceptibles de corrompre ou d'infecter l'air, d'attaquer la
santé des hommes ou de compromettre les commodités
de la vie sociale. A Funchal, les étables, écuries ou
constructions quelconques pour les animaux, sont éloignées des habitations de l'homme, séparées les unes

des autres. D'ailleurs, la température printanière du pays permet de les ventiler largement de tous les côtés, de manière que les animaux y vivent presque à l'air libre.

Le territoire de Madère est arrosé par une foule de sources qui ne tarissent jamais. Quatre rivières, plus ou moins considérables suivant les saisons, fécondent la campagne environnante ; l'une, à l'ouest, aboutit près de *Camara de Lobos* ou *lit des loups*, à deux lieues de la ville ; les trois autres, soigneusement encaissées, traversent Funchal, du Nord-Ouest au Sud-Est.

En outre de cette eau, qui sert à l'arrosage des jardins, des rues et des places, au service ordinaire des habitations et des vidanges, aux besoins de l'industrie, aux réservoirs pour incendies, il y a l'eau potable qui est fournie par cinq fontaines situées non loin de la mer, au-dessus du palais du gouverneur.

La plus importante de ces fontaines, ou celle dite de *João Diniz*, sort d'un énorme bloc de rocher, à une quarantaine de pas de la plage.

Elle est si abondante, que le quart de ce qu'elle rend suffit à la ville et aux provisions des nombreux bâtiments qui viennent relâcher à Madère.

Elle est réputée excellente et salubre, et, si l'on n'a pas d'analyse chimique complète à ce sujet, il est positif qu'elle possède toutes les qualités requises pour une bonne eau. Limpide, fraîche, inodore, d'une saveur vive et agréable, elle ne forme pas de sédiment dans les vases, alors même qu'on la garde longtemps. Elle cuit bien les légumes, et dissout parfaitement le savon. Ces propriétés se conservent à toutes les époques de l'année, et les plus gros temps ne la troublent ni ne l'altèrent.

Elle ne change pas les couleurs des papiers réactifs. Traitée par l'acide sulfurique, elle ne produit qu'une légère effervescence ; elle se trouble à peine par l'azotate d'argent et l'oxalate d'ammoniaque, encore moins par le phosphate de soude. L'acétate de plomb lui donne un mince précipité blanc, et l'ammoniaque la rend un peu louche ou nuageuse. Le chlorhydrate de barite, la noix de galle, le ferro-cyanate de potasse, l'amidon, le gaz sulfhydrique et l'acide oxalique, la laissent sans aucune altération sensible. De là, on peut conclure que cette eau n'est ni acide ni alcaline ; qu'elle ne renferme que de faibles proportions de matières salines, et fort peu de carbonates ; qu'elle est exempte de sulfate de fer, d'iode et de sels métalliques vénéneux ; qu'elle ne possède qu'une très-minime quantité de chlorhydrates, surtout de chaux et de magnésie [1].

Tout ceci confirme la justesse de l'appréciation populaire relativement à cette eau. On l'a comparée avec les eaux de Lisbonne, et les expériences lui ont été de beaucoup favorables. Elle n'est pas cependant ab-

---

[1] Barral, ouvrage cité, pag. 140.

solument pure, mais c'est encore une condition avantageuse ; car tout le monde sait que l'eau très-pure ne se trouve pas la meilleure comme eau potable, et que, par exemple, l'eau distillée est lourde et d'une digestion difficile.

Les hygiénistes disent, avec raison, qu'une ville ne saurait avoir trop d'eau, surtout d'eau bien salubre. Sous ce rapport, Funchal n'a rien à envier aux villes les plus libéralement pourvues, et les plus pauvres s'en procurent autant qu'ils en désirent, sans dépense ni perte de temps.

Et l'agriculture est, comme l'industrie, sans le moindre germe d'insalubrité. Si les habitations sont propres et commodes, les plantations de la ville, des faubourgs et des jardins, contribuent à la pureté de l'air et à sa fraîcheur. La végétation est des plus belles et des plus variées dans tout l'hémicycle de Funchal ; elle se continue jusqu'au sommet de la montagne en s'étendant vers l'est. La vie y est des plus faciles, par la beauté du climat, par la bonne qualité et l'abondance des aliments en tous genres. Que peut-on souhaiter de plus, sous un ciel magnifique, en présence de l'immensité de l'Océan, sur un sol arrosé dans tous les sens et néanmoins parfaitement sec, dans une ville hospitalière entre toutes !

Aussi Madère, et Funchal particulièrement, la capitale de l'île, sont dans les meilleures conditions sa-

nitaires, ou du moins les plus essentielles s'y trouvent réunies.

Écoutez le docteur Granier [1], c'est un médecin qui
parle, et jugez à son langage, de l'impression que produit ce pays sur ceux qui le visitent pour la première
fois :

« Lors de notre passage à Funchal, c'était vers la
fin d'octobre 1850. Nous venions de quitter le Hâvre,
où la température était déjà très-froide et humide, et
ce froid humide s'était encore accru en traversant la
Manche. Nous avions essuyé de violentes tempêtes,
couru de grands dangers sur cette mer orageuse et
tourmentée, et nous étions encore plongés dans les
angoisses du mal de mer et le profond anéantissement
qui en résulte, lorsqu'on nous débarqua dans cette
ville. Tout à coup, au lieu de ce froid humide de la
mort, nous fûmes pénétrés d'une douce chaleur vivifiante qui nous ranima; une atmosphère claire, limpide, remplaçait les brumes de l'Océan, et à l'odeur
nauséabonde, aux vapeurs méphitiques du navire,
succédait un air pur, suave et fortifiant, que nous respi-
rions à pleins poumons. Ce fut pour nous comme une
résurrection : la vie succédait à la mort, le printemps
à l'hiver. Et quel printemps !..... la nature la plus
riche s'étendait de toutes parts à notre admiration,

---

[1] Le docteur Granier est un Français qui a traduit dans sa langue
l'ouvrage du docteur Barral, et qui l'a enrichi de quelques notes.

unissant la force majestueuse des climats tempérés à
une grandeur luxuriante qu'elle a sous les tropiques.
Des plantes grimpantes, entrelacées aux rameaux
d'arbres, suspendues en guirlandes aux aisselles des
branches, formaient des berceaux, des coupoles de
verdure jusque dans les promenades publiques. L'orme,
le chêne, le platane s'y rencontraient à côté du laurier-
rose, du palmier, du cocotier. A chaque pas nos
regards étaient arrêtés et charmés par des plantes nouvelles à l'aspect grandiose, aux proportions colossales.
Les unes, couvertes de fleurs aux vives couleurs,
d'un éclat éblouissant, excitaient notre admiration ;
tandis que d'autres, chargées de fruits succulents,
faisaient nos délices. La tiède atmosphère, embaumée
des suaves parfums de ces fleurs, de l'arome de ces
fruits délicieux, circulait partout, doucement agitée et
rafraîchie par les brises de l'Océan. Une eau cristalline,
descendant en cascades des montagnes, serpentait en
ruisseau dans la ville, sur un lit de cailloux, et mur-
murait doucement dans sa course rapide avant d'arriver à la mer. C'était, pour le dire en un mot, un
véritable Éden, que nous quittâmes bien à regret et
dont nous avons conservé le plus doux souvenir [1].

On objectera peut-être que cette prose, pour être
l'œuvre d'un médecin, ressemble beaucoup à la poé-

---

[1] Climat de Madère, du docteur Barral, traduit en français par
le docteur Granier, pag. 7.

sie, et que l'imagination pourrait bien avoir eu sa part dans un tableau aussi imagé. Qu'importe ! si la poésie représente fidèlement la nature. La vérité ne perd pas son caractère, parce qu'elle sera traduite en un noble et beau langage.

Du reste, je ne veux pas en rester sur cette impression générale, quelque bien sentie qu'elle me paraisse. Je comprends mon époque, et j'ai le plus grand respect pour toute la sévérité et l'exactitude de la science moderne. Aujourd'hui on demande au sujet de la climatologie, des observations météorologiques précises, rigoureuses, répétées à divers intervalles, des moyennes, des faits cliniques nombreux, authentiques, bien observés, bien décrits. Ces exigences, je les crois légitimes, et je m'empresserai de les satisfaire pour le mieux. Il pourrait se faire qu'on arrive un jour, par le concours des sciences médicales, à la connaissance des causes positives de certains phénomènes, dont il deviendrait possible alors de régler ou de modifier la marche et l'énergie ; il faut donc se mettre en devoir de ne négliger aucun côté de la question.

CHAPITRE II

Atmosphère, température, pluie, hygrométrie, état nuageux
et sérénité de l'air; météores aqueux divers, météores
lumineux et ignés; pression barométrique, vents, saisons
à Madère et à Funchal.

———————

L'air de Funchal est généralement d'une douceur
si agréable, d'une suavité si remarquable, toujours
si tempéré et d'une uniformité telle, qu'il semble que
l'homme pourrait y vivre sans inconvénient en toute
liberté, et que les constitutions les plus délicates, les
plus affaiblies, les plus impressionnables n'y auraient
pas besoin de ces milles précautions, partout ailleurs
si indispensables, et que les médecins leur recommandent avec tant de soin comme l'ancre de salut.

Mais laissons parler l'expérience des observateurs
attentifs, des physiciens, afin que l'assertion prenne
un corps dans la réalité des détails, et devienne par là
partie intégrante de la science.

Température. — Quelques auteurs ont exagéré la
valeur de la chaleur et du froid, dans la détermination

des climats; il ne faudrait pas pour ce motif renverser tout le système qui résulte de vues justes au fond.

Quoique la température de l'air ne soit pas tout le climat, la chaleur n'en est pas moins le grand agent des phénomènes météorologiques, car tous ces phénomènes peuvent se rattacher, de près ou de loin, à sa distribution sur la surface du globe. La chaleur est incontestablement l'élément fondamental et majeur de la météorologie, elle y joue le principal rôle, et c'est elle qui sert le mieux dans la distinction des différents pays, dans la comparaison des parties diverses d'une même contrée, dans la caractéristique d'un lieu quelconque exactement circonscrit.

Aussi rien ne me paraît plus juste que de commencer ces recherches sur l'état habituel de l'atmosphère, par les particularités qui appartiennent à la température. En accordant le premier pas au chaud et au froid, on ne donne à ces choses que le rang qu'elles occupent dans l'ordre des phénomènes.

On peut disposer, au sujet de la température de Funchal, d'une longue série d'expériences thermométriques, entreprises par un grand nombre d'observateurs, sur divers points, mais dans des conditions à peu près semblables et échelonnées dans un espace de temps qui dépasse la durée d'un siècle. Si les résultats partiels ne s'accordent pas toujours entre eux, surtout à des distances plus ou moins éloignées, on se rend compte des différences, ici par des erreurs de chiffres

qui se sont glissées parfois dans les tables et qui sont
évidentes , là par des inexactitudes palpables, ailleurs
parce que les statistiques sont incomplètes et qu'il y a
manque de trimestres entiers.

Les premiers observateurs, qui opèrent sur des années complètes, ne sont séparés que par des fractions
très-minimes. En somme cependant , la réunion de
tous les résultats, tels et quels, conduisent à des conclusions définitives excessivement avantageuses, et la
masse considérable de faits dégage le véritable état de
la température du pays, de manière à porter la con-
viction dans les esprits qui seraient le plus prévenus.

Les plus anciennes observations que l'on connaisse
sont celles de Heberden , pour cinq années consécutives, de 1749 à 1753. Celles de Kirwan, qui viennent immédiatement après, embrassent quatre années.
Une interruption a eu lieu ensuite, et puis le docteur
Gourlay donne un tableau contenant les moyennes
mensuelles pour une période de dix ans, 1793 à 1802.
Dans certaines circonstances et pour d'autres détails
afférents au même objet, il accuse même des observateurs qui comprendraient dix-huit années parfaitement
suivies. Il se présente , plus tard et successivement,
les expériences d'Heineken, qui a noté la température
trois fois par jour, du mois de janvier 1824 au mois
de décembre 1826 ; celles de Mason, pendant les années 1834 et 1835 ; celles de Young et de Mac-Euen,
en 1848 et 1849 ; celles de White, en 1850 et 1851,

et enfin celles des docteurs Mittermayer et Barral, en 1852 et 1853.

TEMPÉRATURE ANNUELLE. — Les statistiques dressées par Heberden donnent pour moyenne thermométrique annuelle 68°,918 ou 67°,30 avec correction de Shown [1]. D'après les chiffres de Kirwan, cette moyenne est de 68°,77.

Elle est de 68°,8 dans les tables de Gourlay.

En les réunissant toutes trois, on obtient pour moyenne annuelle de la température, dans la seconde moitié du dernier siècle, 68°,361 ou 68°,32.

Après 1800, et pour la première moitié du xixᵉ siècle, les moyennes paraissent plus basses; mais il n'y a pas de diminution progressive, ce qui est très-utile à constater d'ores et déjà.

C'est ainsi que la moyenne fournie par Kirwan est de 64°,3; tandis que celles de Mason et de Young, les deuxième et troisième en date, sont de 66°33, 66°22. C'est ainsi que Mac-Euen ne la trouve ensuite que de de 63°,16; alors que les plus récentes, celles de MM. White et Barral, se portent à 65°,19 et 65°,84.

La moyenne commune de la température de ce temps-ci, d'après les expériences sus-mentionnées, serait de 65°,35; différence en moins avec celle des

---

[1] Toutes les expériences dont il est question dans cet ouvrage ont été ramenées à l'échelle du thermomètre Fahrenheit.

premiers observateurs 3º, sauf une minime fraction.

D'où vient cette infériorité ?

Le climat de Madère a-t-il changé? S'est-il détérioré?

Au premier abord, on le dirait.

En examinant les tables, on voit bientôt la cause de cette différence, qui ne doit pas être imputée au climat.

En les ramenant d'une manière rationnelle et en les comparant les unes avec les autres, mois par mois, toute difficulté disparaît, et on s'assure que la température est restée à peu près la même.

Dans les observations de M. Barral, les quatre mois chauds de l'année manquent, soit les mois de mai, juin, juillet et août.

L'année 1848 de Young ne contient que l'hiver et le printemps, et 1849 s'arrête au 15 juin.

Il en est de même des expériences de Mac-Euen, où les mois de juin, juillet, août et septembre ne sont pas compris.

Or, supprimez les mêmes mois dans les observations antérieures, et la moyenne tombe à 65º,84 ; c'est-à-dire que l'équilibre est rétabli.

Faites la contre-épreuve, en complétant les expériences modernes par l'addition des mois qui leur manquent, empruntés aux tables anciennes, et la moyenne remonte immédiatement ; l'équilibre se rétablit en sens inverse.

N'est-ce pas bien concluant ?

Quelques personnes tiennent les chiffres en grande suspicion, et elles ont le droit pour elles, dans certaines classes de phénomènes. Dans ceux de l'ordre physique, dans les sciences économiques et de l'hygiène publique, c'est un arsenal d'une très-haute importance, et la plupart des faits ne se démontrent victorieusement que par la statistique.

En tout état de choses, le climat de Madère n'en resterait pas moins un climat hors ligne, quant à sa température.

Acceptons, si on veut, les expériences anciennes et modernes, telles et quelles, malgré les imperfections de quelques-unes, qui sont à son détriment; réunissons-les toutes ensemble, à quoi aboutit-on encore? A une moyenne proportionnelle qui est pour Funchal, de 67°,23 du thermomètre Fahrenheit.

Ce résultat est accepté par M. Barral, après examen de toutes les pièces, comme exprimant la température moyenne du pays; il concorde avec le chiffre 67°,61, désigné dans la Météorologie du professeur Dove, à la petite différence de 0°,38 au plus.

C'est donc un fait acquis, sur lequel il n'y a pas à revenir.

Les moyennes annuelles ont été obtenues en réunissant les moyennes des températures *maxima* et *minima* diurnes, méthode pratiquée à l'Observatoire de Paris. Cette pratique a paru suffisante à tous les physiciens, quoiqu'il n'y ait pas de symétrie complète dans la courbe des températures horaires de chaque côté du *maximum* et du *minimum*.

TEMPÉRATURE MENSUELLE. — La température moyenne mensuelle, calculée par les moyennes de tous les observateurs précédents, donne les résultats suivants pour chaque mois de l'année; en voici le tableau :

Janvier............	62,18
Février............	62,71
Mars..............	63,46
Avril.............	64,07
Mai...............	65,82
Juin..............	67,45
Juillet............	71,52
Août.............	75,71
Septembre........	73,98
Octobre..........	69,92
Novembre........	66,68
Décembre.........	63,76

La faible variation qui existe d'un mois à l'autre est un des caractères les plus essentiels du climat de Madère. La différence d'un mois avec celui qui suit ou avec celui qui précède, quelquefois insignifiante et réduite à des fractions, n'est souvent que d'un degré ou de deux, et ne dépasse jamais quatre degrés. La différence moyenne serait de 2º,09 d'après Mason.

La température la plus basse tombe dans les mois de

5

janvier et février, soit 62°,18 et 62°,71 ; le maximum de chaleur se voit en août et septembre, 73°,71 et 73°,98. La différence de l'extrême chaleur au plus grand froid est, par conséquent, de 12°,63. Suivant Mason, la différence entre la plus haute température observée dans chaque mois variait de 10° à 17°,5 ; et, en ne comparant rien que les deux mois d'août et de janvier, la différence moyenne serait de 12°,54. Les calculs du professeur Dove ne lui ont donné qu'une différence de 10°,80.

La différence que j'adopte, de 11°,69, est la plus rigoureuse, parce qu'elle repose sur un plus grand nombre d'observations.

Si on l'additionne avec celle de Mason, 12°,54 et avec celle de M. Dove, 10°,80, et que l'on prenne le tiers de la somme totale, on a pour moyenne 11°,67, ce qui revient au même.

Il peut être encore intéressant de rechercher quelle est la plus haute et la plus basse température apparues aux différents mois de l'année.

En voici le résumé :

D'abord pour le *maximum*, soit pendant un ou plusieurs jours successifs, soit pendant quelques heures seulement, on a :

Janvier	70°
Février	73
Mars	75
Avril	76,5

Mai.......................	77
Juin.......................	80
Juillet.....................	80
Août...	82
Septembre.................	85
Octobre....................	80
Novembre.............	76
Décembre..................	75

Le *minimum*, calculé de la même manière et sur les mêmes données, conduit aux rapports suivants :

Janvier.	50°
Février.....................	51
Mars.......................	51
Avril.......................	55
Mai.......................	52
Juin.......................	58
Juillet.....................	61
Août......................	64
Septembre.................	63
Octobre....................	58
Novembre	52
Décembre..................	55

On voit que la plus haute température dans l'année est de 85° et la plus basse de 50°; différence de 35° seulement.

C'est peu relativement, car on en observe assez souvent de plus considérables dans un seul mois, dans un seul jour, et même à quelques heures de distance, en certains climats, classés parmi les plus doux et les meilleurs pour la santé.

Notez que la température de 85°, avec ou sans
leste, est excessivement rare, qu'elle manque dans
plusieurs tables; qu'il en est de même pour celle de
50°, laquelle ne se présente que la nuit ou de bon
matin. Les expériences de M. Barral avec le thermométrographe accusent une fois une température de 45°;
c'était dans la matinée du 16 février 1853. Exemple
inouï dans les annales météorologiques de Funchal.

Il est vrai que l'année 1853 fut exceptionnelle par
les rigueurs du froid, partout ailleurs, dans le nouveau
et dans l'ancien continent. Peut-être même que l'instrument adopté par M. Barral et exposé dehors, est susceptible, plus qu'un autre, de recevoir la rosée et
de descendre par l'évaporation de l'humidité. Le
maximum le plus élevé, avec le même thermométrographe, a été de 83° le 14 septembre.

TEMPÉRATURE DES SAISONS. — En adoptant la di-
vision ordinaire de l'année par périodes de trois mois,
on arrive à répartir la température des saisons comme
il suit :

Observateurs.	Hiver.	Print.	Été.	Automn.	Différenc.
Heberden...	64,46	65,18	72,64	72,82	8,36
Kirwan.....	64,33	65,84	72,73	72,68	8,4
Gourlay....	60,46	60,82	69,53	69,2	9,07
Heineken...	59,83	62,43	68,73	66,13	8,9
Dove.......	63,5	64,46	71,6	70,88	8,1
Mason......	61,87	65,59	71,3	69,3	9,43
Young...... Mac-Euen... White......	62,88	64,45	70,89	70,19	8,01

D'après Mason, la différence moyenne de la température des saisons successives serait entre elles :

Hiver-Printemps. 3,72
Printemps-Été. 5,70
Été-Automne. 2
Automne-Hiver. 7,43

La variation d'une saison à l'autre n'est pas bien prononcée, à l'égal de ce qui a été constaté pour les années successives. La différence entre la saison la plus chaude et la saison la plus froide n'atteint jamais dix degrés, ce qui ne se rencontre peut-être dans aucun pays du monde.

Quel heureux privilége pour la conservation et l'entretien de la santé, pour le rétablissement des malades minés par la consomption, pour le retour et la régularité synergique des forces !

TEMPÉRATURE JOURNALIÈRE. — La température

journalière est aussi fort peu variable, dans les vingt-
quatre heures du jour et de la nuit. Il y a des jours
où la variation n'est que de 1°,5. Les plus fréquentes
sont de 4° à 8°. Très-rarement vont-elles de 3° à 10°.
M. Barral dit avoir pu compter des différences de 4°
à 13, 15 et 17° ; mais dans des circonstances excep-
tionnelles, entre le *maximum* du jour et celui de la
nuit ; et toujours avec le thermométrographe, instrument dont la valeur n'est pas encore bien fixée.

La manière dont la température se répand ici, aux
diverses heures de la journée, ne s'écarte pas, dans
son expression réelle, de la loi que Daluc a formulée
pour l'Europe [1]. D'après cette loi, toutes choses égales
d'ailleurs, le mouvement diurne de la chaleur a deux
termes extrêmes moindres : l'un le matin, avant le
lever du soleil ; l'autre le soir après le coucher de cet
astre, et un terme maximum aux trois-quarts du temps
pendant lequel le soleil est resté sur l'horizon ; la
moyenne correspondrait à la cinquième partie de la
journée. Pour marcher d'accord avec ces indications,
la plus grande chaleur diurne, à Funchal, devrait
tomber : au solstice d'été, à 3 heures 55 minutes ; au
solstice d'hiver, à 3 heures 5 minutes, et à 3 heures
moins 2 minutes dans le temps des équinoxes.

C'est ce qui arrive, en effet, pour la température
extérieure au soleil, le thermomètre bien préparé et

[1] Recherches sur les modific. de l'atmosphère, tom. II, pag. 94.

disposé convenablement pour marquer la force solaire aussi exactement que possible.

Il n'en est pas tout à fait ainsi à l'ombre et à l'air libre, soit à cause de l'absorption du calorique par la terre, soit parce que les brises de l'Océan viennent rafraîchir l'atmosphère dans l'après-midi. Lorsque le soleil paraît, la chaleur s'élève rapidement et elle augmente jusqu'a onze heures, où elle atteint son *maximum*. Elle reste ensuite à peu près fixe, ou même elle décroît, quoique la force de la radiation solaire continue à s'accroître sensiblement. Après trois heures, un peu avant ou un peu après, selon les saisons, la température s'abaisse graduellement jusqu'au crépuscule. Il y a alors un mouvement de retrait assez prononcé pendant une ou deux heures; puis l'atmosphère reste à peu près uniforme, jusque vers le milieu de la nuit. Le *minimum* a lieu le matin, à l'aurore, ou dans les quelques instants qui précèdent son lever.

Enfin, la moyenne journalière suit une marche progressive, d'un jour à l'autre, d'une lenteur presque incroyable.

A moins de prétendre à une atmosphère immobile et égale, à des facultés absorbantes et émissives toujours parfaitement équilibrées, en un mot à une température invariable, les jours, les mois, les saisons et les années, ce qui est tout simplement rêver l'impossible, il faut convenir qu'on ne peut pas trouver plus de constance, plus de régularité, moins de faiblesse dans les variations de la température.

La température intérieure des habitations, la plus cultivée des amateurs météorologistes, montre encore moins de variations que la température extérieure. Très-souvent elle se conserve uniforme le jour et la nuit, ou elle varie seulement d'un degré, et reste ainsi plusieurs jours de suite.

Dans les expériences de M. Barral, faites du mois de septembre 1852 au mois d'avril 1853 inclusivement, et quatre fois par jour : à deux heures et à sept heures du matin, à deux heures après midi, à sept heures du soir, la plus haute température est de 78°, et la plus basse est de 61°. On voit des séries de jours où le thermomètre ne bouge pas sensiblement. Quand la température descendait pendant la nuit, une lampe carcel ou à modérateur suffisait, même dans une vaste pièce, pour y établir celle du jour [1].

En outre, tous les observateurs sont unanimes pour reconnaître que les changements dans la pression barométrique, les vents et la pluie, n'exercent pas une influence aussi marquée sur la température que dans les autres climats. Le ciel se couvre de nuages et la pluie survient lorsque la pression barométrique s'abaisse; la température descend alors de quelques degrés, mais elle reste bientôt fixe, et la variation est

[1] *Loc. cit.*

même plus faible que dans les jours sereins. La neige, dans les régions supérieures des montagnes voisines, fait baisser la température, elle s'élève au contraire avec le sirocco ; mais ces deux phénomènes arrivent si rarement et durent si peu, qu'à la rigueur ils n'appartiennent pas à ce climat.

Il est bien entendu qu'il ne s'agit, dans l'expression de la température extérieure propre à ce pays, que de celle qui est prise à l'ombre et à l'air libre, comme cela se pratique ordinairement pour les expériences thermométriques, instituées en vue de la détermination des climats.

Quant à la température extérieure au soleil, elle est très-élevée à Madère, surtout au sud de l'île, et à Funchal en particulier.

Mason a vu le thermomètre, préparé exprès pour réfléchir et absorber la chaleur solaire, c'est-à-dire étant enveloppé de laine noire et ayant le verre coloré, monter, en mai et juin, de neuf à onze heures du matin, à 170°. Selon M. Barral, l'instrument étant près du sol, abrité et longtemps exposé à toute la force solaire, mais sans enveloppe et de verre blanc, n'aurait donné, aux mêmes heures, que 136°.

Dans quelques expériences comparatives de Mason, le thermomètre exposé au soleil en plein air, sans abri, s'élevait à 82°, lorsque la température à l'ombre était de 73°, soit 9° de plus seulement ; mais le thermomètre préparé et à l'abri marquait 120°, ou 47 en plus, ce qui est énorme.

La force solaire absolue a d'ailleurs peu d'inconvénients , non-seulement parce que les malades ne s'exposent pas en plein soleil , à l'époque des fortes chaleurs et au milieu de la journée, mais encore parce que la radiation à l'air libre et dans les promenades diffère beaucoup de celle qu'on obtient par le thermomètre , dans les conditions précitées. Il faut savoir, au surplus, que la plupart des étrangers quittent Funchal au moment de la plus haute température, les uns pour retourner chez eux , les autres pour aller habiter les campagnes ombragées des environs, ou pour se rendre dans les montagnes voisines, où la fraîcheur est délicieuse.

La statistique la plus sévère et la plus prolongée, d'après des observations faites à diverses époques et par différents auteurs, maniée et remaniée dans tous les sens , confirme donc jusqu'ici l'opinion vulgaire touchant la beauté et la douceur du climat de Funchal.

Une dernière preuve de l'égalité de la température dont on y jouit et de l'excellence du climat sous ce rapport, résulte clairement des deux tableaux suivants, dans lesquels le professeur Dove a rapproché les différents pays les plus conseillés aux valétudinaires, aux personnes faibles, aux individus atteints d'affections chroniques ou de phthisie pulmonaire [1].

[1] Repport of the British association, 1847.

On peut s'assurer par un simple coup d'œil que la différence de température entre l'hiver et l'été est moins forte à Funchal que dans les autres lieux ; il n'y a que Saint-Christophe qui puisse lutter avec elle, mais la chaleur est telle à Saint-Christophe que le pays est inhabitable pour les étrangers. A Nice, à Rome, à Naples, l'hiver est plus froid et l'été plus chaud qu'à Funchal ; Malaga présente le même inconvénient.

Température de divers pays, suivant l'année et les saisons.

PAYS.	ANNÉE.	Hiver.	Printemps.	Été.	Automne.	Différence extrême.
	0	0	0	0	0	0
Funchal............	67,61	63,5	64,46	71,6	70,88	8,1
Saint-Miguel [1].....	62,43	57,87	61,17	68,33	62,33	10,46
St-Cruz-Ténériffe...	71,15	64,85	68,87	76,68	74,17	11,83
Bermudes..........	67,4	58,76	63,74	75,2	71,9	16,44
Saint-Christophe [2]..	81,27	78,29	80,62	85,79	82,38	5,5
Cap de Bonne-Espér.	60,77	66,95	62	54,39	59,73	12,56
Pau...............	56,17	42,53	54,06	70,06	58	27,53
Toulon............	62,28	48,5	60,88	75,2	64,55	26,7
Nice..............	58,9	46,33	55,92	71,83	61,52	25,5
Naples............	60,26	47,65	57,56	74,38	61,46	26,73
Rome.............	60,49	46,73	58,25	74,24	62,75	27,51
Palerme...........	63,08	52,5	59,65	74,41	66,36	21,91
Malte.............	»	58.6		»	69,04	»
Cadix.............	62,06	52,9	59.53	70,43	65,85	17,53
Libourne..........	61,4	52,52	59,66	70,94	62,48	18,42
Le Caire..........	72,17	58,52	73,58	85,1	71,48	26,58
Jersey............	51,9	42,58	48,31	62,17	54,55	19,59
Ile de Wight.......	50,42	39	48,67	63	51	24
Pezance...........	51,78	44,23	49,84	60,91	52,67	16,48

[1] Archipel des Açores.
[2] Antilles.

Température de divers pays selon les mois.

	Janvier.	Février.	Mars.	Avril.	Mai.	Juin.	Juillet.	Août.	Septembre.	Octobre.	Novembre.	Décembre.
Funchal	63,50	63,14	64,22	64,40	64,76	68,72	72,50	73,58	73,94	71,06	67,64	63,86
Açores	59	59	59,5	61	63	67	68	70	68	68	56	55,6
Ténériffe	63,84	64,27	66,17	67,32	72,12	73,89	77,23	26,89	77,43	74,66	70,43	66,42
Bermudes	56,84	58,82	59,36	68,78	69,08	77,22	75,74	76,64	76,82	73,04	66,84	60,62
Cap de Bonne-Espér.	67,58	67,91	65,76	62,62	57,61	54,14	54,41	54,63	56,77	59,77	62,46	63 35
Pau	41,20	48,60	48,80	51,80	61,60	68,20	68,60	73,40	68,50	58,50	47	42,80
Toulon	46,40	47,75	52,48	61,03	69,13	72,05	77	76,55	71,60	66,20	55,85	51,35
Nice	44,47	47,55	50,65	54,84	62,22	68,56	78	73,92	60,19	61,59	53,78	45,96
Naples	46,24	47,59	51,15	56,68	64,85	70,77	76,107	76,26	69,58	61,93	53,11	49,12
Rome	45,03	47,85	51,67	57,81	65,26	71,11	75,9	75,65	70,07	64,81	53,58	47,80
Palerme	51,44	51,33	54,01	58,35	64,61	71,15	75,72	76,85	75,74	67,01	59,14	54,73
Malte	57,10	59,07	»	63,50	69,73	70,86	76	»	75,74	70,05	61,34	54
Cadix	51,4	53,73	55,21	59,64	63,75	68,16	70,27	72,86	77,17	67,10	58,80	53,58
Lisbonne	52,52	53,60	56,30	59	63,68	69,44	73,14	71,24	69,44	62,60	55,40	51,44
Le Caire	58,10	56,12	64,56	77,90	78,26	82,66	85,82	65,82	79,16	72,32	62,56	61,84
Jersey	43,68	41,67	42,93	49,90	52,10	69,10	62,87	61,53	61,17	54,17	48,30	42,35
Ile Bianche	37	41	44	46	56	62	65	62	58	51	44	33
Pezance	42,62	44,50	45,32	46,07	54,44	59,52	62,10	61,11	57,11	53,36	47,54	45,16

N'est-on pas autorisé, après les renseignements qui précèdent, de dire plus que jamais que, lorsqu'il s'agit de trouver une température qui ne soit ni froide en hiver ni trop chaude en été, Funchal et ses alentours sont les lieux du monde qui remplissent le mieux cette condition.

PLUIE. — Il pleut à Funchal presque dans tous les mois de l'année d'une manière régulière. Néanmoins les observateurs signalent quelques mois où il n'est pas tombé une seule goutte d'eau ; cela se voit de préférence pour le mois d'août. Heineken a noté la même chose en février, et M. White dans les mois de février et de septembre. Ces exemples sont rares. Ce qui est plus rare encore, c'est l'absence de pluie pendant plusieurs mois de suite. On ne connaît, sous ce rapport, depuis plus d'un siècle que l'année 1749, dont la sécheresse fut telle que le blé brûla sur pied, et que les fruits des arbres tombèrent verts ou furent dévorés par les insectes.

L'époque la plus pluvieuse de l'année correspond aux mois d'octobre, de novembre, de décembre et de janvier ; à la fin de l'automne et au commencement de l'hiver.

M. le docteur Vieira écrit dans sa thèse inaugurale : « *Jamais* l'eau ne tombe en grande quantité et avec force ; elle se répand à la manière de ces pluies plus ou moins légères qui s'interrompent et se reproduisent pendant un temps assez long, sans élever de beaucoup le niveau du pluviomètre [1]. » C'est une erreur de fait incroyable, et le contraire a lieu, d'avis de tout le monde. « C'est ordinairement une grosse pluie, dit M. Barral, de manière qu'en peu de temps le volume d'eau est considérable [2]. »

Il n'est pas inouï de voir le pluviomètre se remplir et déborder au point de ne pouvoir calculer la quantité d'eau perdue.

Le plus souvent la pluie ne tombe que pendant quelques heures ; il y a ensuite de longs intervalles de beau, et le soleil se montre dans toute sa pureté. Rarement il pleut tout un jour sans cesser ; en sorte que les malades peuvent sortir et aller en promenade presque tous les jours de l'année, en été comme en hiver, au printemps comme en automne.

Il pleut plus souvent le jour que la nuit, l'après-midi que le soir ou le matin ; plutôt avec les vents du sud et de l'ouest qu'avec ceux du nord.

Quand les nuages crèvent, l'eau tombe directement, par cette raison que les vents ne deviennent pas alors plus impétueux qu'auparavant ; ils auraient même de la tendance à se calmer, et l'atmosphère s'immobilise le plus habituellement.

Il est d'observation que la quantité d'eau varie

[1] Ouvrage cité, pag. 45.
[2] Ouvrage cité, pag. 105.

beaucoup, dans les diverses parties de l'île et selon les divers quartiers de la ville ; cette inégalité
de distribution dépend de la hauteur des lieux au-
dessus de la mer, et du brisement des montagnes.
Ainsi, par exemple, il pleut assez fréquemment dans
les montagnes, alors que le soleil brille à Funchal.

Malgré les quantités énormes d'eau qui descendent,
dans certaines occasions, à travers la ville, les inondations n'y sont pas communes, à cause de l'inclinaison du sol et de la direction des pentes qui en facili-
tent le versement dans la mer, dont les bords se
trouvent d'ailleurs admirablement disposés pour en
favoriser la libre entrée. On a cependant conservé le
souvenir de pluies abondantes et subites, qui entraî-
nèrent de grandes pertes et furent vraiment désas-
treuses.

En 1803, la rivière de Notre-Dame du *Calhau*
rompit ses digues en partie, détruisit les ponts et
quelques maisons du voisinage, enleva les récoltes
avec une masse de denrées, du bétail, du vin, du blé,
des provisions de toute espèce, et sema sur tout son
parcours la terreur, la confusion et la mort ; les ravages en furent immenses. Cette calamité fut annoncée
par une atmosphère lourde, chargée, noire et mena-
çante ; le baromètre éprouva une descente rapide et
notable, la mer se souleva rugissante, avec un affreux
bouillonnement. On pensa qu'une trombe avait éclaté
dans les montagnes.

Deux autres inondations considérables ont eu lieu de nos jours, l'une en 1842, l'autre en 1856, mais dans des proportions heureusement bien inférieures. Pendant la tempête furieuse de 1842, cinq navires furent lancés à la côte et s'y brisèrent.

Les deux premières de ces catastrophes eurent lieu au mois d'octobre, la troisième au mois de janvier.

Les observations pluviométriques ne sont pas assez multipliées pour offrir toutes les conditions de comparabilité désirables ; cependant les phénomènes les plus saillants s'y trouvent compris, et ils en ressortent avec assez d'évidence pour leur portée et leur enchaînement.

La quantité annuelle de la pluie, sa répartition entre les douze mois de l'année, ont été calculées par Heberden, de 1747 à 1780. — Heineken a fait le même travail pour les deux années de 1825 et 1826.— On a ensuite des expériences partielles de R. White et de M. Barral, de 1850 à 1853.

Quoique peu nombreuses, ces observations ont l'avantage de se rapporter à des époques fort éloignées les unes des autres ; ce qui permet de rapprocher ce qui était autrefois de ce qui est aujourd'hui, et de bien juger le climat dans la durée du temps.

Voici d'abord les résultats enregistrés par Heberden:

Quantité de pluie, de 1747 à 1751.

MOIS.	1747.	1748.	1749.	1750.
Janvier......	20,525	8,600	2,097	7,150
Février.....	0,485	10,958	1,203	1,774
Mars.......	4,539	5,841	0,952	1,125
Avril......	0,528	0,722	0,777	1,039
Mai........	0,555	»	5,290	1,087
Juin.......	1,521	0,420	0,113	0,226
Juillet......	0,200	»	»	0,176
Août.......	0,018	2,700	»	0,005
Septembre..	0,540	0,810	0,855	1,682
Octobre.....	0,010	5,305	1,512	6,604
Novembre...	5,181	2,654	5,059	5,641
Décembre...	7.551	1,500	6,527	1,882
TOTAL..	40,851	57,508	22,365	27,351

La moyenne annuelle de pluie tombée est de 32 pouces 021.

Cet auteur ajoute , sans donner d'autres chiffres détaillés mois par mois, que la quantité d'eau recueillie à Funchal, de 1747 à 1753, fut de 214 pouces 340 ; ce qui réduirait la moyenne annuelle à 30 pouces 62.

6

Quantité de pluie en 1825 et 1826.

MOIS.	1825.	1826.
Janvier.....................	1,83 p	5,52 p
Février.....................	1,79	»
Mars.......................	2,52	5,72
Avril......................	1,66	0,04
Mai........................	1	3,29
Juin.......................	1,05	0,02
Juillet....................	0,72	0,77
Août......................	1,62	»
Septembre..................	2,56	1,41
Octobre....................	0,67	1,18
Novembre...................	1,8	18,61
Décembre...................	3,41	8,93
TOTAL........	20,43	45,55

Ces deux années diffèrent de plus du double; leur moyenne est de 31 pouces 89, un pouce de moins que la précédente.

White, pour neuf mois de 1850, a compté 20 pouces 934 d'eau ; le pluviomètre ne fut pas exposé pendant les mois de juin, juillet et août.

M. Barral a expérimenté huit mois de suite, les quatre derniers mois de 1852 et les quatre premiers de 1853, du 17 septembre au 27 avril suivant. L'instrument était d'abord placé dans le *Valle*, à 300 pieds au-dessus du niveau de la mer ; il fut porté ensuite aux *Angustias*, à 120 pieds, et puis à 130 pieds du même niveau. Il recueillit 10 pouces 9825 d'eau en automne, 17 pouces 5015 en hiver ; en tout 31 pouces 3125, chiffre aussi élevé que la moyenne annuelle de Heineken.

L'hiver de 1852-53 fut regardé comme pluvieux, et M. Barral, d'après d'autres observations qui lui avaient été communiquées, adopte pour moyenne générale la seconde de Heberden, qui est de 30 pouces d'eau, année commune.

Le *Physical atlas* évalue cette moyenne à 27 pouces 82.

La plus grande quantité mensuelle de pluie fut de 20 pouces 525 en janvier 1747 ; Heineken en vit tomber 18 pouces 61 en novembre 1826.

Le nombre des jours pluvieux n'est pas en rapport ni avec la durée, ni avec la quantité d'eau versée sur le territoire.

L'année 1834 donne 102 jours de pluie (Mason) ; l'année 1826 en a 74 (Heineken) ; l'année 1848 n'en fournit que 45. Macualy dit que la moyenne annuelle des jours de pluie est de 73.

HYGROMÉTRIE. — Les observations hygrométriques ne datent que de 1823 et 1824.

Bowdish fit, à cette époque, quelques expériences sur le degré d'humidité et de sécheresse du pays, avec les hygromètres de Leslie et de Saussure ; mais, prises et reprises plusieurs fois, sans esprit de suite, elles furent bientôt discontinuées tout à fait. Elles eurent pourtant une certaine utilité, en ce qu'elles attirèrent l'attention des physiciens sur un point qui était entièrement négligé.

Heineken s'en occupa, en effet, plus sérieusement en 1826, et l'année d'après il publia ses observations dans le *Philosophical Magazine.*

L'hygromètre employé était celui de Daniell, et on prit jour par jour, à dix heures du matin et à l'air libre, le degré de sécheresse, la quantité de rosée, avec la plus grande exactitude.

Voici le tableau des maximum et minimum pour chaque mois de cette année.

1826	SÉCHERESSE.		ROSÉE.	
	Maximum. — Minimum.		Maximum. — Minimum.	
Janvier......	18	5	57	43
Février......	24	5	59	40
Mars........	50	2	60	40
Avril........	27	5	62	46
Mai........	17	1	65	48
Juin........	16	4	67	54
Juillet......	10	2	74	62
Août........	11	1	75	64
Septembre...	15	1	75	63
Octobre.....	11	1	75	60
Novembre...	11	0	70	55
Décembre...	14	0	65	51

L'humidité accusée dans ce tableau n'est pas celle que l'on peut supposer comme propre au climat de

Madère, car cette année fut exceptionnellement très-
humide. Il y eut 43 pouces 35 d'eau, tandis que la
quantité de l'année précédente n'avait été que de 20
pouces 43, moins de la moitié. La moyenne de la pluie
étant de 30 pouces, selon Heberden lui-même cette
année-là a un excédant de 13 pouces.

En 1834 et 1835, le docteur Mason entreprit des
expériences du même genre, avec le psychromètre d'Auguste, qu'il croyait supérieur aux hygromètres de Leslie
et de Daniell. Ses observations sont des plus minu-
tieuses, répétées deux fois le matin à six et à neuf
heures et une fois la nuit. Malheureusement l'auteur,
entraîné par une idée préconçue fâcheuse, ne se plaça
pas dans des conditions d'impartialité nécessaires pour
obtenir des résultats conformes à la nature du climat;
et les exactitudes des expériences en elles-mêmes ne
purent pas le garantir de l'erreur dans laquelle il est
tombé.

La maison qu'il habitait, située dans l'endroit le
plus humide de Funchal, placée à 254 pieds au-dessus du niveau de la mer, selon M. Barral, et non à
350 comme l'a décrit l'auteur des expériences, est
entourée d'une végétation touffue et verdoyante. Une
rivière coule tout auprès, et un conduit ouvert, constamment plein d'eau, a été ménagé le long du mur
extérieur.

Il faut déclarer aussi que cette année 1834 fut
plus humide que de coutume; il y eut 102 jours plu-

vieux, c'est-à-dire 29 jours de plus que la moyenne ordinaire, et la quantité de pluie fut si considérable que les rivières n'avaient jamais été si hautes depuis l'inondation de 1803. A en croire les habitants, elles contenaient même plus d'eau en 1834 que lors de ce déplorable événement.

Et c'est en observant en de pareilles circonstances, dans un tel lieu et pendant une telle année, que l'on voudrait prouver l'extrême humidité de Funchal !

Évidemment, il n'y a ici de prouvé que l'excessive humidité d'une maison particulière, accrue encore par l'humidité d'une année exceptionnelle.

Mason fait valoir, pour étayer son dire, l'oxidation immédiate du fer, l'agglomération des poudres d'opium, de scille et d'autres, la déliquescence rapide des sels neutres, la moisissure des livres, les piqûres des soies, le fréquent désaccord des pianos et la difficulté d'ajuster les instruments à vis ou à cordes. Il assure enfin qu'en exposant un plat à l'air libre, une nuit bien claire, on recueille en peu de temps quelques grammes de rosée.

Ces phénomènes peuvent se montrer ici, comme dans les pays les plus secs, dans certaines habitations, dans certains appartements d'une habitation ; mais il est d'observation générale qu'ils ne sont ni communs ni fréquents dans ce pays.

M. Barral déclare, après un mûr examen, qu'il n'en a observé aucun, non-seulement dans la partie la plus

élevée de son habitation, mais encore dans celle qu'il
occupait plus particulièrement, située à deux pieds du
sol et entourée de végétation. Ayant, dit-il, divers instruments de physique et de chirurgie et une pharmacie portative contenant des poudres et des sels
neutres, nous n'avons constaté, ni cette prompte oxidation, ni cette absorption de l'humidité, ni cette déliquescence ; et les médicaments sont aujourd'hui ,
après avoir resté à Funchal huit mois et durant un
hiver assez pluvieux , dans un état de conservation
aussi parfait qu'avant notre arrivée. Nous vîmes rarement de la rosée, tout en nous levant régulièrement
à 6 heures du matin et en vérifiant plusieurs fois l'expérience du plat. L'humidité des plantes par la rosée
est un phénomène plus rare ici qu'ailleurs [1].

M. P.-J. Vieira [2] ayant répété les assertions de
Mason, qu'il s'approprie sans le citer, je crois de mon
devoir, dans l'intérêt de mon pays et de la vérité, de
m'inscrire en faux contre elles. Il y a toujours eu dans
la maison de mon père des instruments de toute espèce, sans qu'ils aient jamais subi la moindre altération par l'action de l'humidité de l'air. D'autre part,
j'ai manipulé dans une pharmacie pendant quelques
mois dans la saison des pluies, et je n'ai jamais vu les

[1] Ouvrage cité, pag. 86.
[2] Ouvrage cité, pag. 44; et pour prouver mon assertion, voir
Madeira, by Mason and J. Driver. London, 1850, pag. 31.

poudres perdre de leur forme, les sels tomber en déliquescence, ni ces prétendues moisissures; et mon père, voulant vérifier les expériences de Mason, a placé un plat pendant plusieurs nuits dans son jardin, où il y a des arbres et de l'eau venant des montagnes, qui tombe constamment en cascade, et il n'a pas recueilli de la rosée.

Les observations subséquentes ont fait encore justice de cette opinion, qui représente le climat de Madère comme très-humide.

Celles de Mac-Euen, faites avec l'instrument de Mason, à des heures différentes, pendant six mois, de décembre 1848 au mois de mai 1849, et par conséquent dans la saison d'hiver, dénotent malgré cette circonstance défavorable, plus de sécheresse dans l'atmosphère.

Je m'empresse d'en reproduire le résumé dans ce tableau :

1848 ET 1849. MOIS.	Différence entre le thermomètre sec et humide. — 9 h. du m	La même, à 2, 3 et 4 h. du soir.	Point de rosée. — 9 h. du m.	La même, à 2, 3 et 4 h. du soir.	Force élastique de la vapeur. — 9 h. du m.	La même, à 2, 3 et 4 h. du soir.	Humidité relative à 9 h. du m.	La même, à 2, 3 et 4 h. du soir.
	°	°	°	°	°	°	°	°
Décembre......	4,7	0,0	00,0	00,0	0,00	0,00	75	70
Janvier.......	6,0	6,6	51,2	54,4	3,74	4,16	72	68
Février.......	6,0	10,1	49,5	49,1	5,50	3,56	67	54
Mars.........	9,1	11,2	45,6	47,1	3,09	2,82	55	49
Avril.........	6,4	7,6	54,1	54,5	4,16	4,19	68	64
Mai..........	6,8	8,8	56,1	55,8	4,44	4,42	67	61

Les expériences de Mac-Euen ont été confirmées par celles de White, faites trois fois par jour à différentes heures, et qui comprennent onze mois complets, de juin 1850 à mai 1851, dont les trois premiers à *Sancto-Antonio da Serra*, et le quatrième à *Machico*.

Le tableau suivant en donne la substance :

<table>
<tr><td rowspan="3">1850-1851.</td><td rowspan="3">HEURES.</td><td colspan="3">THERMOMÈTRE.</td><td rowspan="3">ROSÉE.</td><td colspan="2">VAPEUR.</td><td rowspan="3">POINT de saturation.</td></tr>
<tr><td rowspan="2">Sec.</td><td rowspan="2">Humide.</td><td rowspan="2">Différence.</td><td rowspan="2">Force élastique.</td><td rowspan="2">Poids.</td></tr>
<tr></tr>
<tr><td></td><td></td><td>o</td><td>o</td><td>o</td><td>o</td><td>p</td><td>gr</td><td>gr</td></tr>
<tr><td rowspan="3">Juin..........</td><td>9 matin...</td><td>64,55</td><td>59,25</td><td>5,08</td><td>55,2</td><td>0,455</td><td>5,258</td><td>1,820</td></tr>
<tr><td>2 soir....</td><td>64,92</td><td>59,16</td><td>5,76</td><td>54,5</td><td>424</td><td>5,145</td><td>2,065</td></tr>
<tr><td>7 soir....</td><td>58,75</td><td>56,42</td><td>2,55</td><td>54,5</td><td>421</td><td>5,175</td><td>0,817</td></tr>
<tr><td rowspan="3">Juillet.........</td><td>9 matin...</td><td>65,77</td><td>60,55</td><td>5,24</td><td>56,5</td><td>451</td><td>5,454</td><td>1,927</td></tr>
<tr><td>5 soir....</td><td>65,68</td><td>60,63</td><td>5,05</td><td>56,5</td><td>455</td><td>5,491</td><td>1,890</td></tr>
<tr><td>7 soir....</td><td>61,95</td><td>57.92</td><td>4,05</td><td>54,7</td><td>427</td><td>5,212</td><td>1,545</td></tr>
<tr><td rowspan="3">Août..........</td><td>7 matin...</td><td>65,19</td><td>58,92</td><td>6,27</td><td>55,9</td><td>415</td><td>5,135</td><td>2,116</td></tr>
<tr><td>5 soir....</td><td>67,2</td><td>61,02</td><td>6,18</td><td>56,1</td><td>448</td><td>5,451</td><td>2,254</td></tr>
<tr><td>7 soir....</td><td>65,04</td><td>57,52</td><td>5,52</td><td>55,1</td><td>403</td><td>4,899</td><td>1,895</td></tr>
<tr><td rowspan="3">Septembre......</td><td>8 matin...</td><td>69,08</td><td>64,48</td><td>4,6</td><td>62,8</td><td>566</td><td>6,662</td><td>1,473</td></tr>
<tr><td>2 soir....</td><td>72,56</td><td>66,06</td><td>6,3</td><td>64,6</td><td>545</td><td>6,562</td><td>2,644</td></tr>
<tr><td>6 soir....</td><td>68,6</td><td>64,55</td><td>4,27</td><td>60,7</td><td>526</td><td>6,242</td><td>1,798</td></tr>
<tr><td rowspan="3">Octobre........</td><td>8 matin...</td><td>68,77</td><td>63,48</td><td>5,29</td><td>59,2</td><td>500</td><td>5,965</td><td>2,401</td></tr>
<tr><td>2 soir....</td><td>72,74</td><td>65,86</td><td>6,88</td><td>60,9</td><td>550</td><td>6,228</td><td>2,888</td></tr>
<tr><td>6 soir....</td><td>70,24</td><td>64,62</td><td>5,62</td><td>60,7</td><td>526</td><td>6.222</td><td>2,196</td></tr>
<tr><td rowspan="3">Novembre......</td><td>8 matin...</td><td>65,95</td><td>58,55</td><td>5,6</td><td>55,8</td><td>444</td><td>5,053</td><td>1,958</td></tr>
<tr><td>2 soir....</td><td>70,16</td><td>62,55</td><td>7,81</td><td>56,9</td><td>461</td><td>5,511</td><td>2,907</td></tr>
<tr><td>6 soir....</td><td>66,46</td><td>60,58</td><td>6,08</td><td>55,5</td><td>459</td><td>5,506</td><td>2,227</td></tr>
</table>

1850-1851.	HEURES.	THERMOMÈTRE.			ROSÉE.	VAPEUR.		POINT de saturation.
		Sec.	Humide.	Différence.		Force élastique.	Poids.	
		°	°	°	°	p	gr	gr
Décembre......	8 matin...	60,57	55,87	4,5	52,5	0,598	4,802	1,475
	2 soir....	65,67	59,01	6,66	53,7	412	4,998	2,562
	6 soir....	62,58	59,93	5,45	52,6	400	4,856	1,804
Janvier........	8 matin...	59,9	55,5	4,6	51,2	579	4,629	1,575
	2 soir....	66,21	59,57	6,84	55,9	415	5,027	2,441
	6 soir....	62,24	57,4	4,84	55,5	409	4,997	1,599
Février........	8 matin...	57,5	55,52	4,18	54,6	556	4,410	1,565
	2 soir....	65,98	57,7	6,28	52,6	400	4,850	2,185
	6 soir....	59,46	55,1	4,56	51,2	579	4,655	1,485
Mars..........	8 matin...	61,27	55,47	6,1	50,5	565	4,455	1,998
	2 soir....	66.74	59,19	7,55	53,2	415	4,899	2,698
	6 soir....	62,71	56,71	6	51,9	397	4,727	2,001
Avril..........	8 matin...	95,15	57,78	5,57	55,5	409	4,988	1,828
	2 soir....	68,75	61,8	6,95	56,2	450	5,405	2,661
	6 soir....	64,75	59,76	4,97	55,8	444	5,577	1,787

M. Barral s'est livré aussi à des observations suivies avec beaucoup de soin, du 25 septembre 1852
au 27 avril 1853, et entourées de toutes les précautions les plus désirables.

Il se servait pour cela de l'hygromètre d'absorption
de Saussure, fabriqué par Lerebours et Secretan,
muni de nouveaux cheveux et réglé à l'école poly-
technique de Lisbonne, et de l'hygromètre d'évaporation de Mason. Ces deux instruments étaient fixés
l'un près de l'autre, à côté des baromètres et du thermomètre extérieurs, à un mur sec, avec une plan-
chette de cèdre derrière. Il n'y avait dans le voisinage
ni étangs ni canaux ou autre masse d'eau, et dans la
chambre ni courant d'air, ni feu, ni lumière pouvant
influer sur leur mouvement. La fenêtre était ouverte
le jour et fermée la nuit. Le thermomètre sec, joint à
l'hygromètre d'évaporation, se réglait avec le thermomètre intérieur, et le thermomètre humide était conservé dans cet état avec de l'eau distillée, s'élevant de
la burette au moyen de fils de soie qui étaient renouvelés tous les mois, ainsi que la soie enveloppant la
boule de cet instrument.

C'est ainsi que l'on put établir simultanément, à
l'aide de trois relevés par jour, à sept heures du
matin, à deux heures de l'après-midi et à sept heures
du soir, le degré d'humidité, celui de sécheresse et leur
correspondance, la quantité de rosée ou le degré de
saturation, le poids de la vapeur contenue dans un
pied cube d'air, la force élastique de la vapeur, l'hu-

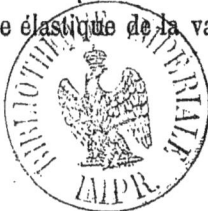

midité relative à l'échelle hygrométrique de Daniell.

Voici les proportions de la sécheresse et de l'humidité, suivant les mois et les saisons, les seules qui intéressent directement la question du moment.

1° Sécheresse.

	MAXIMUM.		MINIMUM.		MÉDIUM.	
	Hygromètre Mason	Échelle de Daniell	Hygromètre Mason.	Échelle de Daniell	Hygromètre Mason.	Échelle de Daniell
Septemb.	7	16,°3	3	7	4,5	10,49
Octobre..	7	16,33	3	7	4,45	10,38
Novemb..	7	16,33	2,5	5,833	4,15	9,681
Décembre	6	14	2	4,666	3,78	8,807
Janvier..	7,5	17,49	2,5	5,833	4,134	9,644
Février..	7	16,33	2,5	5,833	4,8	11,19
Mars....	7,5	17,49	2	4,666	4,9	11,43
Avril....	7	16,33	3,5	8,166	4,68	10,91
Automne.	7	16,33	2,5	5,883	4,366	10,18
Hiver....	7,5	17,49	2	4,666	4,238	9,88

2° Humidité.

	MAXIMUM.		MINIMUM.		MÉDIUM.	
	Échelle hygrométrique.	Hygromètre de Saussure.	Échelle hygrométrique.	Hygromètre de Saussure.	Échelle hygrométrique.	Hygromètre de Saussure.
Septemb.	0,795	89	0,588	71	0,713	80,8
Octobre..	799	87	588	68	713	78,51
Novemb..	827	89	590	67	733	79,64
Décembre	862	87	631	68	752	79,47
Janvier..	825	83	562	68	735	77,87
Février..	829	90	585	69	691	79,04
Mars. ...	861	90	562	68	687	78,67
Avril....	772	87	606	69	706	80,7
Automne.	827	89	588	67	719	79,65
Hiver....	862	90	562	68	726	78,79

Les observations de M. Barral attribuent à ce climat un degré d'humidité moindre que celui indiqué par Heineken et le docteur Mason, et un degré de sécheresse moins élevé que celui de Mac-Euen et de White. Elles s'éloignent autant des résultats des uns que de ceux des autres, et semblent tenir entre eux un juste milieu.

Le degré hygrométrique moyen de l'année, calculé à l'échelle de Daniell, est :

Pour Heineken.........	$7^o,420$
» Mason............	$8^o,722$
» Mac-Euen........	$14^o,520$
» White...........	$15^o,150$

La moyenne des deux premiers serait de $8^o,521$, et celle des deux derniers de $13^o,825$.

Ces deux moyennes réunies donnent une moyenne générale ou commune de $11^o,912$.

C'est celle que l'on trouve dans les expériences de M. Barral.

Les observations météorologiques de la Société d'horticulture de Chiswick, faites pendant seize années, de 1826 à 1842, aboutissent à peu près au même chiffre, à $11^o,21'$.

Voilà bien la preuve que, dans les sciences physiques, les faits ont d'autant plus de valeur qu'ils sont plus nombreux, et que les plus contradictoires peuvent

1 Voir la Météorologie du professeur Daniell.

également concourir à l'établissement des conclusions générales.

D'après toutes les observations réunies, la plus grande sécheresse a lieu en mars, la moindre en septembre, et la différence entre ces deux extrêmes fut de 3°,66 à l'hygromètre de Mason.

Heineken trouva le printemps la saison la plus sèche, et l'automne la plus humide. Mason signale l'été comme la plus sèche et l'automne la moins. Mac-Euen et White placent les deux degrés extrêmes au printemps et à l'automne. Ce qui regarde surtout le printemps est toujours vrai pour la seconde moitié de cette saison.

Le plus haut degré de sécheresse sans leste est de 18° de Daniell, dans les tables d'Heineken, correspondant à 7°,8 de Mason; avec leste, il est de 30° de Daniell, ou 12°,8 de Mason. Ce dernier observateur parle de 9° sans leste et de 22°,5 avec cette espèce de sirocco. Mac-Euen signale 14° comme maximum de sécheresse en temps ordinaire, et 21° avec ce vent spécial.

Le maximum de sécheresse se montre le plus souvent sur les deux heures de l'après-midi, et coïncide avec la plus haute température; mais il y a de nombreuses exceptions à cette règle.

L'humidité est plus prononcée la nuit que le jour, surtout au lever de l'aurore, et l'on peut constater une certaine relation entre elle et la température at-

mosphérique; néanmoins les infractions à la loi ne
sont pas rares.

Les variations hygrométriques s'établissent d'une manière assez graduelle, la sécheresse augmentant avec le
jour et l'humidité avec la nuit, ce qui n'empêche pas
qu'on ne soit quelquefois témoin de changements subits d'une extrémité à l'autre.

Il pleut souvent dans ce pays, sans que l'hygromètre
marque un degré notable d'humidité. Si la pluie se
prolonge pourtant, l'humidité coïncide avec elle,
et elle augmente même après que l'eau a cessé de
tomber.

L'humidité suit ordinairement les vents du sud et
de l'ouest, tandis que la sécheresse accompagne les
vents du nord et de l'est; mais il n'y a pas à ce sujet
de relation absolue, et le contraire se voit parfois.

Mason, n'éprouvant pas de son séjour à Funchal
d'amélioration dans le mal qui le dévorait sourdement,
et qui était déjà bien avancé lors de son arrivée dans
l'île, s'en prit au climat, qu'il trouva plus humide qu'i
ne l'est réellement, par des circonstances que j'ai in-
diquées. Il signala cette humidité exceptionnelle
comme un fait général, et il l'accusa comme ayant été
un obstacle au rétablissement de sa santé, assurant
qu'il en serait de même pour tous ceux qui se trouveraient dans le même cas que lui.

Étrange égarement d'un esprit malade! La perte
de l'espérance dont il s'était bercé l'entraîna jusqu'à

7

prétendre que le climat de Funchal était plus humide
que celui de Londres et de ses alentours, et qu'il
n'avait, sous ce rapport, aucun avantage sur ce dernier. Et cependant la moyenne hygrométrique annuelle
de Funchal, établie par Mason, est de 5°,59, alors que
celle de Londres s'élève à 9°,73, soit 4°,35 de différence en faveur de Madère : 4° sur 9° !

Le climat de Funchal n'est ni très-sec ni très-humide. L'atmosphère y semble plutôt humide que sèche,
tandis que le sol en est foncièrement sec ; or, ce con-
traste, joint à la latitude du lieu et à sa température,
produit un climat à fond doux et tempéré dans son
ensemble.

Macualy considère la combinaison de cette certaine
humidité de l'air, avec une température toujours capable de la tenir en suspension et de la contenir au
point de ne pas nuire aux malades, comme une des
principales qualités de ce climat. Il est hors de doute
que cette humidité, dit M. Barral, est ici si bien com-
binée avec la température et les autres conditions
atmosphériques, qu'elle est insensible et n'incommode
pas ceux qui y sont exposés ; au contraire, elle semble
propre à tempérer l'âpreté de l'atmosphère dans une
telle latitude, si elle était plus sèche.

Rien de plus facile, d'ailleurs, que d'approprier les
conditions atmosphériques aux indications de chaque
état particulier et au besoin de chacun des divers endroits de la ville et de ses environs, présentant une

humidité et une sécheresse variables, suivant la hauteur, la ventilation, l'exposition, la proximité des bois,
des canaux, des rivières, etc., etc.

Sérénité, état nuageux. — La partie supérieure
de Madère se montre habituellement nébuleuse, et
quand on se trouve en vue de l'île, on y découvre avec
étonnement, presque avecépouvante, un ciel chargé,
noir, brumeux. Ce sentiment s'efface bientôt en s'a-
vançant, et on ne tarde pas à reconnaître que plus
bas, à quelques cents pieds encore au-dessus de la
mer, et dans la ville, l'air est serein, limpide, dia-
phane.

Cela se passe ainsi dans-tous les pays maritimes,
coupés de hautes montagnes. Les vapeurs montent de
la mer régulièrement tous les matins, et si dans le
voisinage il y a, comme à Madère, des élévations de
1,200 à 2,000 pieds, l'atmosphère est saturée, et la
température aidant moins à la conservation de l'état
transparent, elles tendent à se condenser, à se précipi-
ter, et à prendre la forme de nuages épais, de brouillards, de brumes. On aperçoit souvent deux ou trois
couches différentes de brouillards à divers hauteurs,
la dernière comme formée de duvet ou de filaments
blanchâtres. Le soir, tout cela est poussé vers la mer,
et la cime des monts s'éclaircit.

A Funchal particulièrement, il y a un certain nombre de jours très-clairs et beaux, avec un ciel pur et

presque sans nuages ; quelquefois l'atmosphère reste lumineuse et resplendissante pend**e**nt plusieurs jours consécutifs. On y compte aussi des jours brumeux, où les nuages voilent le ciel sans que la pluie survienne. Le plus souvent l'atmosphère y est parfaitement dégagée le matin, puis elle se couvre de temps à autre, dans la journée, de nuages plus ou moins séparés ou de vapeurs blanches qui s'élèvent de l'Océan et modèrent l'action du soleil. Le soir le temps se brouille un instant, et ensuite, surtout à minuit, les étoiles brillent au firmament d'un éclat tropical. Il est rare que le soleil reste caché un jour entier, même à l'époque des pluies.

Le mouvement ordinaire des nuages n'est pas très-rapide, les vents ne jouissant pas d'une grande vélocité. Parfois ils restent immobiles des heures entières, dans des moments de calme complet où on ne sent pas le plus léger souffle, et aussi lorsque le vent veut changer.

Pour savoir à quoi s'en tenir à ce sujet, on n'a qu'à faire le dépouillement des jours sereins, nuageux, couverts, pluvieux, qui ont régné pendant quelques années.

En 1826, année pluvieuse et humide, Heineken observa 189 jours clairs, 74 jours de pluie, 44 couverts et 23 nuageux.

Mason nota en 1834 et 1835, qui furent aussi des

années pluvieuses, 203 jours de beau temps, 202 jours nuageux, 102 de pluie.

Mac–Euen fit 321 observations dans l'espace de 160 jours ; il observait le matin et le soir. Il y a dans son tableau : 240 beau temps, 223 nuages, 30 obscurs, 30 couverts, 19 chargés, 13 pluie, 11 bruine ; le matin y est toujours plus beau que le soir. Cette année fut comptée au nombre des plus sèches.

Dans Heineken, les mois d'août et de février ont le plus de beaux jours ; ceux de septembre, janvier et novembre, le moins.

Relativement aux saisons, les variations se divisent ainsi :

	Jours clairs.	Pluvieux.
Hiver..............	46	17
Printemps..........	54	19
Été...............	52	4
Automne..........	57	54

Le printemps occupe le premier rang pour les jours clairs, l'été s'en rapproche beaucoup ; puis viennent l'hiver et l'automne. L'automne prend le pas sur les autres saisons, en ce qui concerne les jours pluvieux ; le printemps a deux jours de pluie de plus que l'hiver ; l'été ne compte que quatre jours de pluie en tout.

Les observations de Mason sont plus complètes ; on y compte, non-seulement les jours et les nuits, mais encore les heures. C'est ainsi qu'il y a 4,175 heures

de beau temps : 1,854 le jour et 2,321 la nuit ;
3,446 heures de nuages : 1,928 le jour, 1,518 la
nuit ; 1,069 heures de pluie : 528 le jour, 541 la nuit.

Quant aux rapports des jours et des nuits, selon
les saisons, il a donné le tableau suivant :

	Beaux jours.	Belles nuits.
Hiver..........	43	43
Printemps......	44	57
Été..........	58	58
Automne.......	57	47
ANNÉE....	202	205

	Jours moyens ou variables.	Nuits moyennes ou variables.
Hiver..........	66	45
Printemps......	28	22
Été..........	58	51
Automne.......	51	30
ANNÉE....	203	128

	Jours pluvieux.	Nuits pluvieuses.
Hiver..........	53	17
Printemps......	20	12
Été..........	16	5
Automne.......	53	24
ANNÉE....	102	56

Dans les observations de M. Barral, l'automme a
51 jours de beau temps, 29 de pluvieux, 11 de nébu-
leux, 30 de variables ; l'hiver 52 de beau, 32 de
pluie, 12 d'obscurs, 26 de variables.

Météores aqueux divers. — En dehors de la
pluie et de l'humidité atmosphérique, les autres météores aqueux sont trop rares et trop passagers à
Funchal, pour qu'ils puissent y exercer habituellement quelque influence nuisible.

Il y a peu de brouillards, car ils se dirigent vers
les montagnes, emportés par le vent de la mer; ou ils
vont se dissiper sur l'Océan, poussés par le vent de
terre, sans s'arrêter presque jamais au-dessus de la
ville. On voit quelquefois une légère brume, le soir
ou pendant la nuit, mais elle ne dure pas.

La rosée n'est ni fréquente ni abondante.

Les habitants de Madère savent à peine ce que
c'est que la gelée blanche ou la grève, météores si funestes aux santés délicates et aux poitrines faibles
dans d'autres climats.

La grêle, quand il en tombe par hasard quelques
grains, est confondue avec les ondées très-denses qui
l'enveloppent, de telle sorte qu'elle n'occasionne pas
d'accidents ni de perte pour l'agriculture, elle se fond
à l'instant.

On n'observe ici que de faibles orages, et qui se
présentent assez rarement.

Les fortes tempêtes, acquérant des proportions
épouvantables, rentrent parmi les événements très-
exceptionnels.

On ne voit jamais de neige dans la ville et ses environs, quoiqu'il en tombe presque chaque hiver sur la

cordillère pendant quelques jours. Plusieurs années se passent quelquefois comme celles de 1849, 1850 et 1851, qui en sont tout à fait exemptes. En 1853, il en tomba trois fois ; en 1855 il en tomba plus souvent.

Les trombes éclatent presque toujours en pleine mer, à quelque distance de l'île, ou dans les montagnes les plus élevées.

Météores lumineux et ignés. — Les météorologistes ont enregistré un assez grand nombre d'observations de météores lumineux ; mais ces spectacles dont l'atmosphère est le théâtre, ces feux brillants et diaprés dont l'horizon se colore, l'arc-en-ciel diurne et nocturne : tous ces accidents de la lumière n'ont que des rapports trop éloignés avec les faits principaux de la climatologie médicale, pour que je doive m'en préoccuper davantage.

Il en est de même des météores ignés qui accompagnent d'ordinaire les tempêtes et les orages. Le tonnerre, le plus terrible de tous, ne s'entend guère que dans le lointain, et encore très-rarement. Je n'ai jamais entendu dire que la foudre soit tombée à Funchal, si ce n'est une fois sur le clocher du couvent de l'Incarnation, placé à la partie la plus élevée de la ville, ce qui doit rassurer pleinement les personnes qui pourraient en redouter les effets.

Pression barométrique. — La température et l'hygrométrie, la chaleur et le froid, la pluie, l'humidité
et la sécheresse, les variations atmosphériques, les
éléments constitutifs de l'air, ont été d'abord, et presque exclusivement, les conditions fondamentales des
climats, par rapport à leur degré de salubrité et à
leur influence favorable ou nuisible sur l'homme en
santé et en maladie. On ne tenait presque aucun
compte de la pression que l'air pouvait exercer sur
l'organisme vivant.

Cependant, comment ne pas comprendre l'importance de cette dernière action, lorsque l'on voit que
la pression atmosphérique est si différente dans les
montagnes, selon la hauteur, sur les plateaux, dans
les plaines, dans les vallées, dans l'intérieur des terres
ou sur les bords de la mer, dans les continents ou
dans les îles.

Dans les maladies de poitrine plus spécialement,
les effets de la pression directe de l'air sur le poumon
et sur toute la surface cutanée, ne peuvent pas être
indifférents. Aussi M. le professeur Martins, ayant remarqué que la phthisie pulmonaire est infiniment plus
rare en Norwège, sous le 70° de latitude, où le climat est essentiellement égal, qu'à Stockholm, sous le
59°, où il est éminemment variable quoique moins
froid, a-t-il été conduit à formuler la proposition suivante : « que l'égalité du climat, l'humidité de l'air
et une forte pression barométrique sont peut-être les

conditions capitales pour prévenir ou guérir les tubercules pulmonaires [1]. »

Nous sommes fixés sur l'égalité du climat de Madère et surtout de Funchal ; nous connaissons son état hygrométrique réel, plutôt humide que sec, possédant tous les avantages d'une humidité douce, sans en avoir les inconvénients ; voyons maintenant quelle est la forme de la pression de son atmosphère.

Le docteur Heberden nous a laissé les moyennes mensuelles avec les *maxima* et *minima*, pour cinq années ; mais il y a dans ses observations des lacunes bien regrettables. Le docteur Barral n'en a conservé que celles des deux années 1749 et 1750, et encore on y découvre des erreurs qu'il est impossible de corriger.

Les expériences du docteur Gourlay de 1793 à 1802, offrent à chaque instant de telles irrégularités, qu'on est bien forcé de les laisser à l'écart. On ne connaît pas la qualité de l'instrument qu'il employa ; il n'indique pas non plus, ni l'exposition et la hauteur du lieu, ni le nombre et l'heure des observations. Heineken pense qu'elles auraient été faites au *Valle*, à 400 pieds au-dessus de la mer. Il signale ensuite des résultats contraires à tout ce qui a été observé depuis, des pressions fabuleuses.

Bowdish parle ensuite dans son ouvrage [2], de quel-

[1] Annuaire météorologique, 1849.
[2] *On climates for consumption* ; London.

ques observations barométriques faites par lui à Madère, à 110 pieds au-dessus de la mer, qui fourniraient
les moyennes de 767ᵐ, 30 , 764ᵐ, 20 et 761ᵐ 60.
On peut admettre ces moyennes sans grande difficulté; mais les expériences n'ont pas assez de durée,
et puis tout cela est traité si légèrement, sans même
y mentionner la date, qu'on ne peut pas en tenir
compte, malgré la pénurie des recherches à cet égard.

L'étude des expériences barométriques à Funchal
ne dateque de l'année 1826, époque où elles furent
entreprises par le docteur Heineken. On avait bien
calculé par le baromètre la hauteur de la plupart des
montagnes au-dessus de la mer, celle des points principaux de l'île, des édifices et de plusieurs maisons
particulières; mais ce n'est qu'à partir de ce moment
qu'on lui a accordé ici une importance légitime dans la
connaissance du climat.

Le docteur Heineken fit des observations deux fois
par jour, à dix heures du matin et à dix heures du
soir, à 33 mètres au-dessus du niveau de la mer.

Les voici dans ce tableau, corrigées par la température prise à l'aide du thermomètre, aux mêmes
heures.

1826.	PRESSION BAROMÉTRIQUE.			CORRECTION PAR LE THERMOMÈTRE.		
Mois.	Maximum.	Minimum.	Moyenne.	Maximum.	Minimum.	Moyenne.
	pouces.	pouces.	pouces.	pouces.	pouces.	pouces.
Janvier.........	30,25	29,63	30,049	30,165	29,547	29,977
Février.........	30,59	29,94	30,378	30,505	29,838	30,292
Mars..........	30,54	29,66	30,085	30,254	29,595	29,998
Avril.........·	33,30	29,83	30,140	30,214	29,732	29,959
Mai............	30,24	29,74	30,065	30,155	29,655	29,978
Juin...........	30,51	30,05	30,116	30,210	29,952	30,068
Juillet.........	30,29	29,94	30,030	30,179	29,806	29,992
Août..........	30,23	29,97	30,108	30,119	29,859	29,997
Septembre......	30,25	29,95	30,116	30,150	29,859	30,005
Octobre.........	30,24	29,80	30,059	30,129	29,702	29,948
Novembre......	30,59	29,90	29,964	30,304	29,294	29,886
Décembre.......	30,57	29,74	30,127	30,284	29,655	30,062

RÉSUMÉ DE L'ANNÉE.

	pression.	correction.
Maximum....	30,590	30,505
Minimum....	29,590	29,294
Moyenne.....	30,030	30,030

G.-A. Young renouvela ces expériences avec un baromètre anéroïde, une seule fois par jour, à neuf heures du matin, depuis le mois d'octobre 1848 jusqu'au mois de juillet 1849. C'était aux Ilheos, à 37^m,5 au-dessus de la mer.

On n'en possède que les moyennes mensuelles, que je mets devant les yeux du lecteur.

1848-1849.	MOYENNES.
	pouces.
Octobre..............	29,98
Novembre............	29,92
Décembre............	29,98
Janvier.............	29,96
Février.............	30,02
Mars................	29,83
Avril...............	29,80
Mai.................	29,83
Juin................	29,80

Mac-Euen (de Philadelphie) est aussi l'auteur d'observations barométriques, depuis le mois de décembre 1849 jusqu'au mois de mai 1850. Elles furent faites à 103^m,19 au-dessus des eaux, deux fois par jour, à neuf heures du matin et à quatre heures du soir, avec un anéroïde qui avait été comparé à un baromètre à mercure. Je les reproduis en entier :

1848 et 1849.	9 HEURES DU MATIN.			4 HEURES DU SOIR.		
	Maximum.	Minimum.	Moyen.	Maximum.	Minimum.	Moyen.
	pouces.	pouces.	pouces.	pouces.	pouces.	pouces.
Décembre...........	50,03	29,51	29,85	»	»	»
Janvier...........	50,20	29,17	29,99	50,20	29,13	29,90
Février...........	50,15	29,84	50,02	50,13	29,00	29,98
Mars.............	50,19	29,34	29,92	50,18	29,33	29,86
Avril.............	50,03	29,50	29,80	50,03	29,48	29,78
Mai..............	29,96	29,50	29,75	29,95	29,57	20,78

Voici encore des observations de R. White, comprenant douze mois, de mai 1850 à avril 1851 ; elles
ont été prises à 49ᵐ,4 au-dessus de la mer :

MOIS.	MOYENNE du mois.	VARIATION plus forte du mois.
	pouces.	pouces.
Mai (1850)	30,00	0,58
Juin.	29,49	0,92
Juillet.	29,55	0,99
Août.	29,56	0,21
Septembre.	29,66	0,36
Octobre.	29,97	0,77
Novembre.	30,17	0,29
Décembre.	30,11	0,70
Janvier (1851)	30,20	0,72
Février.	30,02	0,75
Mars.	30,28	0,53
Avril.	29,93	0,72

Enfin, les dernières observations barométriques
dont il me reste à parler, sont celles de M. Barral,
faites avec un anéroïde et un baromètre au mercure,
trois fois par jour, à 136 pieds au-dessus du niveau
de la mer. Le tableau suivant en donne les proportions
mensuelles pour huit mois, et les variations.

1852-1853.	PRESSION.				VARIATION.		
	Maxi-mum.	Mini-mum.	Médium.	Dif-férence extrême.	Maxi-mum.	Mini-mum.	Médium.
	m	m	m	m	m	m	m
Sept..	0,767	0,755	0,761,85	0,012	0,004	0,0	0,001,633
Octob.	765	742	758	23	5	0	1,419
Nov...	766	750	750	16	4	0	1,566
Déc...	771	747	761,56	24	5	0	2,064
Janv..	771	742	763,4	29	5	0	1,777
Févr..	768	751	757,87	17	4	0	1,607
Mars..	768	749	761,44	19	6	0	1,354
Avril..	764	750	757,5	14	4	0	1,25

La moyenne de ces huit mois est de 0^m,760, résultat à très-peu près conforme avec celui des observations précédentes, ainsi qu'on peut s'en assurer par ce simple rapprochement :

		pouces
Heberden a pour moyenne		29,915
Heineken	—	50,050
Young	—	29,90
Mac-Euen	—	29,877
White	—	29,86

La moyenne annuelle de ces observations est de 29 pouces 916 ou de 0^m,759,7.

En procédant de la même manière, selon les saisons, on obtient les moyennes suivantes :

		pouces
Pour l'hiver..	...	29,961
»	le printemps.	29,740
»	l'été........	29,758
»	l'automne...	29,706

M. Barral porte la moyenne de l'hiver à $0^m,760,94$
et celle de l'automne à $0^m,749,6$.

Les moyennes mensuelles se présentent pour chaque
mois ainsi qu'il suit :

	pouces
Janvier........	29,828
Février........	50,156
Mars.........	29,769
Avril........	29,805
Mai..........	29,648
Juin..........	29,752
Juillet........	29,924
Août.........	29,759
Septembre.....	29,908
Octobre.......	29,907
Novembre.....	29,902
Décembre.....	29,920

La moyenne la plus élevée est en février, la plus
basse en mai, et la différence entre les deux extrêmes
est de 0 pouce 488.

Les différences si légères qui se montrent entre les
moyennes des diverses époques de l'année et d'une
année à l'autre ; les variations si faibles entre les mois,
entre les jours ; la sensibilité du mouvement barométrique diurne, qui est si peu prononcée que les oscillations de la pression atmosphérique ne s'aperçoivent, en
dehors d'une cause perturbatrice quelconque, que par
une longue série d'expériences ; cette pression qui se
maintient presque toujours au-dessus de 29 pouces 600

8

et habituellement plus près de 30 pouces, toutes ces données ont la même signification que les autres phénomènes météorologiques.

Elles concordent parfaitement avec l'égalité, la constance, la pureté de ce climat, si doux à l'homme en santé, si favorable à l'homme malade, si propice au développement et à l'entretien de la vie.

VENTS. — L'inégale distribution de la chaleur à la surface du globe et dans les divers points de l'atmosphère ; les variations de température selon les saisons, le jour et la nuit ; les pluies et les orages., la direction et l'intensité de l'électricité en mouvement, la prédominance de certaines circonstances locales, donnent lieu à des courants d'air qui marchent avec plus ou moins de vitesse, se croisent, se mêlent et éprouvent d'incessantes variations. Les vents modifient à leur tour la température des diverses parties de la terre, produisent des changements plus ou moins considérables dans l'échelle thermométrique d'un même pays, augmentent ou tempèrent la chaleur et la sécheresse, amènent les pluies ou les dissipent, accumulent les vapeurs ou les dispersent. Il y a là un enchevêtrement d'effets et de causes qui rend les phénomènes compliqués et parfois fort difficiles à classer.

L'origine, la direction, la hauteur, l'inclinaison, la force, la vitesse, la durée, la qualité des vents, sont autant de circonstances que le physicien doit saisir

pour former le tableau complet des différents inconvénients de l'air; mais je n'ai pas à m'occuper de la
théorie de ces météores. Il me convient seulement de
m'attacher à leur étude relativement au climat de
Madère, et je ne dépasserai pas ce but.

Les vents généraux qui prédominent à Funchal sont
le nord-est inclinant vers le nord, et le sud-est inclinant au sud et au sud-sud-est. La cordillère élevée,
qui va de l'est à l'ouest, protége la baie des vents du
nord, et le versant septentrional de l'île des vents du
sud. Lorsque le nord, qui est assez fréquent à Madère,
souffle, la rade de Funchal reste calme, ou elle est
agitée seulement par une brise légère, et parfois par
les vents réfléchis du sud et de l'ouest.

La position de la capitale de l'île, entre la mer et
les montagnes, la direction et la forme demi-circulaire
de ces montagnes, les dépressions qui séparent les
prés de distance en distance, les sillons profonds et
tortueux qui traversent la campagne et la ville, font
qu'il y a ici, pendant la plus grande partie de l'année,
une succession alternative des vents marins et des
vents de terre, dont l'influence est des plus bienfai-
santes.

Le sud-est se lève le matin, de huit à neuf heures,
quand la température monte; il souffle doucement en
suivant le soleil, et comme il passe sur la plaine liquide, il rafraîchit l'atmosphère et la maintient à un
degré de chaleur assez modéré. Vers les quatre heures

du soir le vent, qui vient alors du sud-ouest, tombe en laissant une température quelque temps égale et très-supportable. Puis les vents du nord et du nord-est se font sentir, entraînant à la mer les brumes et les émanations de la ville.

On ne peut pas rencontrer de meilleures conditions pour entretenir la douceur et la régularité de la température, rendre l'atmosphère suave et le pays salubre : les vents de l'est et du sud apportent la fraîcheur et l'humidité ; les vents du nord et du nord-est la sécheresse et la sérénité. Vers le milieu de la nuit l'atmosphère est plus sèche, et le matin, avant que le sud-est recommence, elle a entièrement perdu l'humidité qu'elle avait acquise la veille.

Dans les observations du docteur Heineken, le nord-est figure pour 157 fois, l'ouest 74, l'est 56, le nord-ouest 29, le nord 21, le sud-est 20, le sud-est 7 fois.

Mac-Euen place le nord-est et l'ouest et sud-ouest sur la même ligne de fréquence, au premier rang.

Dans celles de White, il y a 98 nord-est, 59 est-sud-est, 58 nord, 55 sud-sud-est.

Dans celles de M. Barral, le nord-est est compté 95 fois, le sud et sud-ouest 73, le nord 130, l'ouest 71, le sud-est 30 fois. Vous savez que toutes les observations météorologiques du médecin de Sa Ma-

jesté l'Impératrice douairière du Brésil, se passent
en automne et en hiver.

Au printemps, les brises ou *embates* dans le sud de
l'île, soufflent plus du côté de l'est, en été de l'ouest ;
mais les vents généraux sont du nord-est.

Les vents se lèvent presque tous les jours, et, dans
ceux qui sont les plus calmes, il y a des brises de
terre et de mer pendant quelques heures ; mais leur
force est habituellement très-modérée, et les brises
n'incommodent pas les malades. Lorsqu'ils soufflent
fort, c'est presque toujours au nord-est et au sud-
ouest. Sur les 365 jours de l'année 1850, notés par
White, on ne voit qu'un seul ouragan en décembre,
et seulement douze jours de vent fort ou violent.

Cette absence de calme complet, cette fréquence
des brises, de vents légers, cette rareté de forts courants atmosphériques, continuent à prouver la douceur
et l'égalité de ce climat. Il peut y avoir dans les auteurs des divergences sur la prédominance de tels ou
tels vents, sur l'ordre de leur fréquence selon les
saisons et les mois ; mais tous s'empressent de reconnaître comme une vérité de fait incontestable, que les
vents doux dominent constamment à Funchal, et qu'ils
y sont d'un influence salutaire. Ils ne produisent même
pas généralement, en hiver, la sensation du froid.

Pendant l'été on éprouve à Madère, deux ou trois
fois par an, un vent spécial, que les indigènes appellent *leste* et les étrangers *sirocco*, à cause de quelque

ressemblance avec ce vent d'Afrique qui règne quelquefois sur les côtes d'Italie. Quelques-uns le comparent au *samiel*, au *simoon*, à l'*harmattan*, qu'on observe dans l'intérieur de cette partie du globe. Ce vent souffle de l'est-sud-est avec une très-grande force, et dure quelques heures seulement, ou trois jours environ. Il s'accompagne d'un haut degré de température : 80°, 81°, 83° 85°, 90° tout au plus du thermomètre de Fahrenheit, à l'ombre dans la ville de Funchal, et d'une grande sécheresse : 45° à l'hygromètre de Daniell, ou 19° 3 à celui de Mason. Sur les hauteurs, la température devient de plus en plus élevée.

On l'a vu charrier de la poussière ou un sable fin, impalpable, assez épais pour troubler l'atmosphère, entraîner avec lui une immense quantité d'insectes, et tout indique qu'il vient en droite ligne de la côte occidentale d'Afrique. Il doit sa chaleur et sa sécheresse au lieu de son origine, et sa rapidité, jointe à ce qu'il ne rencontre pas un seul nuage dans son passage de 300 milles sur l'Océan, fait qu'il conserve les deux traits distinctifs de son caractère.

D'habitude, ce vent est suivi de pluie, et celle-ci abat la chaleur et rafraîchit le sol ; tout rentre ensuite dans l'ordre accoutumé.

Lorsque le *leste* arrive dans d'autres saisons, il manque de tout ce formidable appareil. Est-ce alors le même vent ? a-t-il la même origine ? Il est permis d'en douter.

Cet état atmosphérique est ordinairement supporté par les personnes saines sans aucun inconvénient ; chez quelques-unes il procure un sentiment de gêne, d'oppression et de malaise, auquel les animaux ne semblent pas toujours étrangers ; mais ce n'est que momentané, et il est très-facile à l'homme de s'en garantir.

Les malades en éprouvent des plus prononcés, variés selon leur état. On a même, de temps immémorial, fait cette remarque singulière, que, à côté de ceux qui en étaient fortement troublés et incommodés, on en voyait d'autres qui paraissaient s'en bien trouver, et qui accusaient en ce moment plus de vigueur, plus de facilité dans le jeu des fonctions organiques, dans les mouvements, plus de liberté dans l'esprit.

Mason a voulu déduire de là une règle de conduite pour le séjour des malades, qu'il a formulée en ces termes : — « Si les malades sont soulagés pendant le *leste*, ils doivent quitter Madère et chercher un climat plus sec ; s'ils sont dérangés par ce vent, ils doivent rester dans l'île. » — Ceci demande plus de réflexions, et il y aurait autant de légèreté que d'imprudence à s'en rapporter à une proposition aussi vague. Ce n'est pas avec des proverbes à la *Sancho Pança* que l'on réglemente les questions de médecine pratique et de thérapeutique.

Une règle de conduite bien plus simple, et qui vous permet de prendre votre temps pour expérimenter l'action du climat, c'est de se réfugier dans l'intérieur des habitations lorsque ce vent règne, si toutefois il est préjudiciable à votre santé ou s'il aggrave votre maladie, et même, pour plus de précaution, de fermer les ouvertures qui sont du côté de l'air. J'ai déjà dit que c'était tout au plus une affaire de trois jours.

SAISONS. — Le climat de Madère est remarquable par son égalité, relative surtout aux autres climats; tout ce qui a été dit le prouve surabondamment.

Il faut se garder cependant de pousser cette idée à l'extrême, ce serait d'un ami maladroit, et on nuirait au pays plutôt que de le servir; car l'immutabilité n'est jamais ni le bonheur ni le plaisir pour l'homme.

D'ailleurs, la vérité avant tout.

Or, la vérité, je ne me suis pas fait faute de la signaler. Il y a des variations à Funchal; il y existe des différences journalières, mensuelles, annuelles; des pluies, du beau temps, de la sécheresse et de l'humidité; de forts vents, des orages, des tempêtes, des inondations, et tout cela à des époques variables, de manière à rompre l'uniformité, la monotonie. Ce n'est un mystère pour personne, et je m'en suis expliqué dans l'occasion sans réticence.

Il y a aussi des variations fixes, ou des saisons, peut-être avec des différences moindres qu'ailleurs, sans ces contrastes qui donnent aux pays d'une plus haute latitude des aspects si variés; mais elles ne se

distinguent pas moins les unes des autres, et l'indigène en saisit parfaitement la transition.

La partie méridionale de l'île est un jardin perpétuel, au milieu duquel est située Funchal; néanmoins
on y éprouve une saison chaude et une saison froide,
et le printemps n'y ressemble pas à l'automne. Si les
froids de l'hiver, si les chaleurs de l'été n'en ternis-
sent ni n'en brûlent sa magnifique et constante végétation, il se passe bien des phénomènes atmosphériques propres à caractériser les saisons; la vie des
plantes en trahit les effets, et les hommes ne s'y montrent pas insensibles.

L'hiver de Funchal est une très-belle saison. La
température est très-agréable pendant le jour, avec
un peu de refroidissement le matin et le soir. L'atmosphère, presque toujours claire, n'a que de légers
nuages par moments, des pluies courtes et modérées,
des vents faibles. Je répéterai, après M. Barral et tous
les auteurs qui ont parlé de Madère en connaissance
de cause, que c'est en cette saison qu'on peut apprécier exactement l'excellence de ce climat, et sa supériorité sur d'autres plus connus et plus recherchés.

Il règne souvent en hiver un air frais qui, loin de
nuire, donne aux habitants un certain degré de vigueur et d'énergie salutaires.

La transition de l'hiver au printemps est peu prononcée, ou, pour mieux dire, l'hiver étant un printemps, celui-ci n'a qu'à se continuer et à se développer.

La température ne s'élève pas avec le soleil, toute
proportion gardée, et elle se maintient douce et très-
agréable, grâce aux pluies du mois de mars. On gagne
ainsi, dans la plus parfaite modération de tous les éléments, jusqu'à la fin de mai et au commencement de
juin. Il est passé en usage chez les familles anglaises
de quitter l'île à cette époque et de gagner l'Angleterre,
jugeant qu'un retour plus précoce serait préjudiciable
à leur santé.

L'été ne présente pas ici comparativement une
grande chaleur, par des circonstances mises déjà en
relief. Malgré cela, la température est parfois intense
dans certains jours des mois d'août et de septembre,
et à certaines heures du jour, surtout dans les bas
quartiers de la ville. Les habitants des classes riches
ont l'habitude de se retirer alors dans les environs, où
se trouvent des campagnes prêtes à les recevoir et
disposées avec tout le *comfort* nécessaire. On passe là
le temps des chaleurs énervantes, au milieu d'une
température délicieuse. Quelques personnes en profi-
tent pour visiter le haut pays et faire des excursions
dans les montagnes. Cette particularité a fait dire au
docteur Heineken : « que Madère était peut-être plus
utile aux malades l'été que l'hiver. »

Suivant les hauteurs, on trouve des températures
différentes. Dans les plus élevées on a besoin quelquefois de se mettre au coin du feu, pour être plus
confortablement, pendant les mois de juillet et d'août!

Chose étrange, et qui paraît incroyable à ceux qui ne connaissent pas la nature de ce climat et les particularités de la configuration de ce charmant pays!

L'été de Madère, en général, vaut l'hiver de Funchal, comme l'hiver de Funchal vaut l'été de Londres, et peut-être mieux ; et dès-lors il me paraît plus exact de conclure : que le séjour de l'île est sans contredit très-agréable aux personnes et très-salutaire aux malades, en toutes saisons, avec cette simple précaution d'un changement de résidence en été, à peu de distance de la ville.

Tout le monde rentre dans le courant du mois d'octobre, au commencement de l'automne, qui est presque toujours annoncé par des pluies plus ou moins copieuses, par des orages et parfois par des tempêtes. Après les irrégularités de l'équinoxe, le reste de la station automnale est beau, et l'on atteint ensuite l'hiver, par une diminution lente et graduelle de la température.

Nous dirons comme M. Barral : « Et les saisons s'écoulent et se succèdent, laissant aux arbres leurs feuillages, à la végétation sa beauté et sa verdure, aux jardins leurs fleurs, sans que l'on rencontre jamais à l'entour de Funchal un champ sec, aride, ravagé par les frimas ou brûlé par les ardeurs du soleil. »

« Si la belle description d'Homère, dit Bowdish, de l'île de Cocyre, où un fruit succède à un autre, une fleur à une autre fleur, avec une variété riche et infinie, est applicable à un île moderne, c'est à Madère. »

CHAPITRE III

Des produits de Madère ; des animaux et des végétaux de l'île.

La nature ayant versé tous ses trésors dans ce pays, et les habitants se sentant riches de la libéralité du sol et du climat, l'homme est resté ici au-dessous de sa mission, et, disons-le à notre grand regret, il n'a pas fait ce qu'il était possible pour tirer le parti le plus convenable des conditions heureuses où il s'est trouvé placé.

Quand on voit la beauté et la fertilité de Madère, produisant les biens de tous les climats, les matières premières du commerce, réunissant toutes les productions de l'Europe et celles des tropiques ; quand on examine sa position géographique, qui la constitue en quelque sorte l'intermédiaire indispensable entre l'ancien monde et le nouveau ; quand on pense au mouvement de sa rade, à ce va et vient continuel de bateaux à vapeur, au nombre de riches étrangers qui vont y chercher la santé, on ne peut pas s'empêcher de se demander comment cette île fortunée n'est pas devenue le jardin d'acclimatation du globe, le centre le plus puissant du commerce inter-national, un foyer de grande industrie; comment elle n'a pas conquis depuis longtemps le premier rang entre toutes les stations médicales les plus estimées?

On finira par lui rendre justice sous ce rapport, à mesure qu'on apprendra à connaître ce pays, parce que la nature se suffit à elle-même. Mais en ce qui touche au commerce et à l'industrie, que de choses à entreprendre, à reformer, à créer de toutes pièces!

On ne sait même pas ce qu'il y a sous ce sol que l'on foule aux pieds!

Qui a jamais parlé de la minéralogie de Madère? Quelques touristes ont signalé par-ci par-là des traces de minerai et de liquite, qui semblaient être les indices d'anciennes mines de fer et de charbon, et on ne s'en est pas occupé davantage.

La grande industrie n'existe pas, et il suffit de s'approcher de Funchal pour avoir l'assurance que le calme et le repos règnent dans ses murs. A peine trouve-t-on un petit nombre de fabriques de chandelles, des tanneries, des distilleries d'eau-de-vie, des fours à chaux et quelques autres industries individuelles et isolées, pour les besoins de la population. La salubrité gagne peut-être à cette absence de hauts-fourneaux, de machines à forte pression, de moteurs puissants, d'engins délétères; mais l'aisance et la fortune publique n'y trouvent pas leur compte.

Vers la fin du xve siècle et au commencement du

xvɪᵉ, le commerce était florissant à Madère ; le sucre
était, pour l'île, une production des plus avantageuses
et un article important d'exportation. C'est la première
contrée de l'hémisphère occidental où la canne à sucre
ait été cultivée, et c'est de là que cette plante passa
plus tard au Brésil et aux Indes occidentales. Des mou-
lins à sucre, des distilleries, des raffineries y étaient
construits dès 1452, et, au bout de quelques années,
il y avait plus de 150 de ces établissements sur divers
points du territoire. Sous la domination espagnole,
cette source de richesses fut négligée, et elle tarit peu
à peu. Aujourd'hui il ne reste que quelques distilleries
à sucre de mince valeur. Maintenant la principale production du pays est de nouveau la canne à sucre, à
cause de la maladie dont la vigne a été atteinte. La
vigne avait prospéré de bonne heure dans l'île, et le
succès rapide des vignobles, joint à l'excellence des
produits, contribua vraisemblablement à l'abandon de
la canne à sucre, qui demandait autant de soins et
offrait moins d'avantages. Naguère on remarquait à
Funchal de grands magasins de vin placés au rez-de-
chaussée des maisons, le long des quais, de vastes
entrepôts près de la place et dans l'intérieur de la ville,
des établissements considérables où l'on travaillait le
vin par des coupages, des clarifications, des distilla-
tions, et l'exportation annuelle s'élevait de 15 à 20,000
pipes. La maladie de la vigne, quelques mauvaises
récoltes successives, ont porté un coup terrible à cette
branche de commerce.

Quant à l'agriculture, les travaux y sont faciles, et cette terre inépuisable et propre à tout récompensera toujours largement l'homme de ses moindres peines. Avec des procédés arriérés, peu de soins et beaucoup de négligence, elle donne des produits abondants, variés et de bonne qualité, sans nuire à la salubrité des lieux. Mieux dirigée, protégée efficacement par la législation, étendue sur tous les points de l'île à l'aide de quelques perfectionnements, de nouveaux canaux d'irrigation, de quelques digues, elle suffirait à elle seule, non-seulement pour satisfaire aux premières commodités de la vie chez tous les nationaux, mais encore pour répandre l'aisance et la richesse dans le pays. Or, la pauvreté, la misère, la famine engendrent la désolation et les maladies, tandis que l'aisance et la richesse entretiennent la santé, éloignent les épidémies ou en diminuent la violence et les dangers.

L'étude de la partie zoologique n'est pas beaucoup plus avancée que la géologie et la minéralogie, comme science. Cependant on possède quelques publications spéciales à ce sujet, des fragments qui se rapportent à des objets particuliers, des notices éparses qui pourront un jour servir pour une œuvre plus générale, si désirée et si nécessaire.

C'est ainsi que M. Lowe, naturaliste anglais qui a résidé à Madère pendant *quatorze ans*, le professeur Heer (de Zurich), P. Vernon, Wollaston, le docteur J.-C. Albers (de Berlin), sir Ch. Lyell et quelques autres, nous ont donné des descriptions plus ou moins circonstanciées de quelques espèces d'oiseaux, de poissons et d'insectes ; des catalognes des mollusques terrestres, de plantes, etc.

Mais ces notes, qui auraient besoin d'être revues et complétées, sont enfouies pour la plupart dans les *Annales de la Société zoologique de Londres*, dans les *Mémoires de l'Académie des Sciences de Lisbonne*, dans les *Transactions philosophiques d'Edimbourg*, et je n'ai pu les consulter pour les mettre à profit [1].

Quoique les travaux de cette nature ne s'appliquent pas directement à la médecine, ils éclairent les points importants de la climatologie ; et comme ils témoignent de la beauté de Madère, je ne voulais pas les passer sous silence.

En attendant des informations plus étendues dans cet ordre d'idées, je me contenterai de faire ressortir en peu de mots, et par une brève énumération, les ressources que nous offre le règne animal.

Le voisinage de la mer procure à Funchal des poissons de toute espèce, et la halle est toujours garnie de coquillages de très-bon goût.

[1] M. Lowe vient de publier la première partie de la Flore madéroise (*Flora madeirensis*), et s'occupe de la deuxième partie.

M. Wollaston a publié, il y a quelque temps, un fort volume in-4°, orné de planches très-belles, sur les insectes de Madère, et intitulé : *Insecta madeirensia*.

Je citerai seulement les meilleurs et les plus estimés en tout genre.

La *garoupa* est un poisson qui a la forme du *Rana piscatrix*, et qui en diffère seulement par sa couleur rougeâtre. Sa chair assez fine est d'une très-bonne saveur; il est assez commun.

Le *thon* est si répandu dans ces parages, qu'il y a des occasions où on le vend cinq sous les quarante livres,

Le *salmonete do alto* est très-délicat, mais un peu rare; c'est le saumon auquel on a donné le nom de *mullus*.

Le *pagre* (*pargus*), qu'on rencontre assez souvent, est excellent.

L'*abrotéa* a la forme et la grandeur du pagre, sa couleur est plus foncée. Son nom ne se trouve pas dans les dictionnaires que j'ai consultés.

Le *budiâo*, un peu semblable à la tanche, est un poisson de mer très-recherché par les gourmets; il y en a deux espèces: le rouge et le gris, toutes deux excellentes.

La *sardine* et le *maquereau* sont très-communs.

L'*anchois* et la *dorade* nagent dans les eaux de Funchal en assez grande quantité, etc., etc.

Les rivières sont peu poissonneuses, à cause de la brièveté de leur parcours et de leur grande rapidité vers la mer. On n'y prend guère que la *tanche* et les *aiguilles*, encore la première n'est pas abondante. Les

9

aiguilles, parfois très-volumineuses, forment un mets
exquis.

Parmi les poissons à coquille, la crevette, la tortue,
l'écrevisse, la lamproie, le homard, le crabe, la *lapa*,
espèce de coquille qui ressemble beaucoup à l'huître,
le limaçon de mer, et enfin la *craca*, dont on fait grand
cas à cause de sa fraîcheur et de son goût, sont les
seuls qui méritent d'être mentionnés.

Les animaux ne manquent pas ; mais à en juger par
le peu de vestiges fossiles, la population zoologique
de l'île ne paraît pas avoir été ni très-nombreuse ni
très-variée dans le principe. Peut-être que la longue
conflagration des bois et des forêts par les premiers
occupants, a détruit quelques-unes des espèces pri-
mitives.

Dans tous les cas, ceux qui existent aujourd'hui pro-
viennent de leur importation et de leur propagation
successive. Quelques-uns ont pu fort bien avoir été
transportés par des bâtiments, contre la volonté de
l'homme.

Au nombre des animaux utiles, on y trouve toutes
les espèces des nations civilisées.

Le bœuf n'y vient pas aussi beau qu'en Angleterre ;
malgré les soins que l'on met à l'élever, il reste d'une
taille bien petite, mais il est excessivement vigoureux
et léger ; c'est par son secours que l'on fait les transports dans toute l'île, et dans leur course ces animaux vont aussi vite que les chevaux au galop. La

chair en est savoureuse, elle est employée en partie pour l'alimentation des habitants, et on en sale en grande quantité pour l'exportation.

Dans les campagnes, ce sont les vaches qui remplacent les bœufs pour les travaux des champs, et elles fournissent aussi une grande abondance de lait. Il y en a pour les usages domestiques, et avec l'excédant on fabrique du bon beurre qui est exporté en Angleterre et en Portugal. On a même essayé d'en faire du fromage et on y a réussi ; mais il ne paie pas les frais.

Le mouton n'est pas aussi répandu que le bœuf. Cela tient à ce que sa viande, quand il est vieux, ne possède pas la saveur délicate du mouton du nord de l'Europe. Il faut dire cependant que tant qu'il est jeune, il peut le rivaliser.

Les chèvres pourraient être comptées par troupeaux innombrables, surtout dans les environs de Funchal; elles viennent tous les matins à la ville pour fournir du lait aux habitants. Le chevreau a une chair fine et plus succulente que celle de l'agneau ; aussi lui donnet-on généralement la préférence.

Les porcs existent en grande quantité, et il n'y a pas une seule famille, pour si pauvre qu'elle soit, qui n'en élève un qu'elle fait tuer quelques jours avant la Noël, afin de se régaler de ses chairs pendant les jours de fête. Ils sont aussi beaux que ceux d'Amérique. Les volailles se multiplient considérablement.

On en a de toutes les variétés, et elles pullulent dans les basses-cours des maisons particulières. Elles sont toutes de bonne qualité. Dans les campagnes, on en rencontre aussi en grande quantité; mais leurs variétés n'y sont pas aussi nombreuses qu'à Funchal.

Le cheval et l'âne sont employés : le premier comme monture de l'homme, pour les personnes riches, et le second seulement pour le service du nettoyage des rues ou dans les campagnes. Leur propagation n'a pas pris ici beaucoup de développement.

L'île possède une grande variété d'oiseaux.

Une mention spéciale doit être accordée au *Merlo preto* et au *Tinto negro*; le premier tout à fait noir avec le bec jaune-orange, et le second qui a la tête toute noire et le corps gris. Tous deux sont remarquables par la beauté de leurs chants. Ensuite il y a le canari, le pinson, le moineau, l'hirondelle, et d'autres dont il serait oiseux de vous entretenir.

La chasse est assez abondante. On tue les pigeons des bois et les pigeons des roches, les bécasses, les perdrix, les bécassines, les lièvres, les cailles, etc.

Le gibier des montagnes est très-recherché.

On tire rarement les oiseaux de mer, qui sont plutôt un objet de curiosité qu'un moyen d'alimentation usité.

Il n'existe pas à Madère d'animaux féroces, et parmi les oiseaux de proie nous ne possédons que le milan.

Dans les insectes, il n'y a que la *tarentule* qui,
selon quelques naturalistes, serait vénimeuse. Le peuple ne partage pas cette opinion. Je suis assez disposé
à être de cet avis, puisque ayant vu quelquefois des
morsures qu'on assurait avoir été faites par des ta-
rentules, je n'ai jamais constaté aucun des symptômes
des plaies vénimeuses.

Le règne végétal est autrement riche en produits
importants que le règne animal, et il a droit à une
attention plus sérieuse.

En l'absence d'explorations officielles d'une flore
madéroise, on doit être reconnaissant envers M. Barral
des efforts qu'il a faits pour donner une bonne appréciation de l'île à cet égard. Quoiqu'il n'ait pas atteint
le but complètement, je pourrai profiter de ses notes
dans cette partie de mon travail.

Il est inutile de parler des bois qui peuplaient les
anciennes forêts, le plus grand nombre ont disparu;
des autres, il n'existe que des individus épars dans
divers endroits, et pour ainsi dire des échantillons.

Le nombre des végétaux indigènes est assez restreint aujourd'hui et, dans le commencement il en
était peut-être ainsi, comme tout porte à le croire. Celui
des naturalisés et des cultivés est au contraire très-
considérable, et il augmente chaque jour, le sol rece-
vant presque sans exception toutes les plantes et les
semences qui lui sont confiées, de quelque partie de
l'univers qu'elles viennent.

Il est même assez difficile, pour beaucoup, de dire
quels sont les végétaux indigènes et ceux qui ont été
naturalisés ; parce que ceux-ci, ayant été favorisés
par le terrain, offrent à présent des plantes qui sont
bien plus fortes que celles des lieux où on les avait
prises, et ont donné naissance à des espèces dont l'origine ne peut pas toujours être précisée.

Toutes les personnes qui visitent Madère, à quelque
nation qu'elles soient, l'envient au Portugal.

Les plus éclairés ont toujours manifesté le regret
de ce qu'on n'y établissait pas un jardin botanique
universel, où se rencontreraient, à l'air libre, les richesses végétales de tous les pays, et un jardin de
culture et de transition où s'acclimateraient toutes les
plantes du monde, pour ensuite de là passer dans des
contrées ou plus chaudes ou plus froides.

Voici, à titre de spécimen, l'énumération de quelques plantes de Madère, choisies principalement parmi
celles qui servent à la nourriture des habitants, ou
qui se recommandent par leurs qualités médicinales,
ou qui fournissent des matériaux au commerce et à
l'industrie.

Si je suis un peu long dans cette espèce de dénombrement, malgré toutes réserves que je devrais
m'imposer, j'espère trouver une excuse acceptable
dans mon désir de vouloir faire apprécier la haute
valeur de Madère à cet égard, et tout ce qu'on peut en
espérer.

L'*Anona squamosa* est un arbre assez grand, qui produit un fruit vert à écailles, très-bon à manger. Il est plus petit qu'au Brésil, et il s'est multiplié à l'infini. Une de ses espèces ou variétés, c'est le *Anona cherimolia*.

Le *Berberis vulgaris*, épine-vinette ; cultivée.

Le *Papaver rhœas*, pavot rouge ; naturalisé.

Le *Sisymbrium nasturium*, cresson ; indigène.

Le *Cochlearia armoracea*, rave rustique ; cultivée.

L'*Isatis tinctoria*, guède ; indigène.

Le *Brassica oleracea* et le *Brassica napus* : le premier le chou, et le second le navet ; tous les deux cultivés et fournissant une grande partie de l'alimentation des pauvres. Il y en a de plusieurs qualités, je cite seulement les plus communs.

Le *Raphanus sativus*, rave ordinaire ; naturalisée.

Le *Gossypium herbaceum*, le cotonnier ; cultivé, mais pour le moment sur une petite échelle.

Le *Thea viridis*, thé. Il a été cultivé dans quelques parties de l'île, surtout dans le *Jardim da Serra* et *Estreito da Camara de Lobos*. On a éprouvé jusqu'ici une grande difficulté pour le faire sécher et le plier comme en Chine.

Le *Citrus medicus*, cédrat ; naturalisé depuis longtemps. Il produit des fruits énormes, magnifiques.

Le *Citrus limonum*, citronnier, et le *Citrus aurentium*, oranger ; arbres naturalisés qui donnent une grande quantité de fruits excellents, exportés en grande partie en Angleterre.

Les *Mandarines* sont aussi assez abondantes et délicieuses.

Le *Citrus vulgaris*, oranger amer ; naturalisé. Il est employé en médecine.

Le *Melia azedarach*, azédérac ; cultivé. Cet arbre a pris des proportions supérieures à celles qu'il a dans d'autres pays.

Le *Vitis vinifera*, vigne ; naturalisé. Cette plante a été importée de l'île de Chypre en 1420. Les raisins de Madère sont bons, et le vin qu'on y fabrique est très-connu et estimé.

Il y a plusieurs qualités de raisins, qui produisent différentes qualités de vins, plus recherchées les unes que les autres.

L'exposition, la hauteur et d'autres circonstances du terrain, influent beaucoup sur cette qualité.

Les vins du sud de l'île sont plus généreux, plus aromatisés que ceux du nord.

Sous le rapport de la qualité des vins, on peut en distinguer quatre espèces principales; ce sont: le *Madère sec*, la *Malvoisie*, le vin rouge ou *tinta*, et enfin le *sercial*.

Le premier résulte du mélange de divers raisins, tels que le *bual*, le *verdelho*, le *bastardo*, le *negrinha*. En les mettant séparément, le *bual* surtout, ils fournissent de très-bons vins. Réunis ensemble, on obtient un produit d'un goût parfait et de première qualité.

La Malvoisie est peut-être le vin le plus doux qu'on connaisse. On pense que le cep qui le produit, désigné sous le nom de *malvasia*, ainsi que le raisin, a été apporté de Candie.

Le *tinta* est un vin délicieux qui ressemble un peu au Bourgogne ; on en fait peu de pur de tout mélange, et chacun le garde pour soi.

Le *sercial* enfin est un vin sec, d'un bouquet justement apprécié. Les collines pierreuses rapportent la bonne qualité.

De ces quatre vins, lorsqu'ils sont bien préparés, on en exporte fort peu. On ne livre guère au commerce extérieur que les vins de seconde classe, que l'on dirige principalement vers l'Angleterre, la Russie, les États-Unis d'Amérique. Même dans ces conditions, le vin de Madère est encore relativement hors ligne, à cause de l'honnêteté qui préside à sa fabrication et de la bonne foi commerciale des Madérois. Les sophistications sont inconnues dans ce pays, et il ne sort de Madère que du vin préparé avec le fruit de l'île.

L'exportation était encore, il y a peu de temps, considérable ; elle se montait jusqu'à 15 et 20,000 *pipes* en tout. 10,000 pipes à peu près étaient consommées dans le pays, ou servaient à former une réserve que l'on gardait dans les magasins. Là il vieillissait, et alors c'était véritablement un vin superfin qui n'avait pas de prix.

Malheureusement, depuis 1852, l'*Oidium Tuckeri* s'est manifesté à Madère d'une manière si forte, que la récolte annuelle de 25 ou 30,000 pipes est descendue à presque rien.

La vigne est cultivée en treilles dans le sud de l'île, et dans le nord on la fait monter sur des arbres au pied desquels on a planté les ceps.

Comme médicament, ce vin est placé parmi les astringents ou secs ; sa proportion d'alcool, sur sa pesanteur spécifique, est pour le *Madère* proprement dit de 22,27, et de 16,40 pour la *Malvoisie*.

On a une idée des modifications que le sol et le climat peuvent amener dans les produits d'une même espèce, en voyant que les vignes qui donnent aujourd'hui le vin de Madère sont des ceps de Chypre et peut-être de Candie, et qu'à Madère même on récolte différentes qualités de raisins, selon les circonstances propres aux divers quartiers de l'île, et par suite des variétés de vin.

C'est ainsi que le Tokai est obtenu des ceps de muscat transportés du Languedoc en Hongrie ; que les vins du Rhin sont fournis par des pieds originaires de Bourgogne ; que le vin de Constance est également dû à des ceps de Bourgogne transportés au Cap, et plantés dans des terrains volcaniques.

Et ces modifications, obtenues par une action lente et persévérante, exercée successivement et sans interruption sur un grand nombre de sujets sortis les uns

des autres , finissent tellement par faire partie intégrante de leur nature , que si l'on rétablit les plants
dans les conditions dont on les avait tirés , ils y conservent pendant un certain temps les qualités qu'ils
avaient puisées dans le nouveau sol. Bientôt cependant
des changements s'opèrent , et ils s'approprient de
nouveau au milieu ambiant où on les place. Quand on
a rapporté des plants de Madère à Chypre , on a obtenu
d'abord du vin qui se rapprochait de celui de Madère ;
mais peu à peu ils sont rentrés dans leurs aptitudes
originelles , et leurs produits se sont confondus avec
ceux de l'île qui était leur patrie.

Reprenons le catalogue des plantes :

Le *Linum usitatissimum*, lin ; peu cultivé, de plus
en plus négligé.

Le *Ruta graveolens*, rue ; naturalisé.

Le *Juglans regia*, noyer ; naturalisé.

Le *Rhus coriarea*, sumac ; cultivé.

Le *Mangifera indica*, *manga* ; cultivé ; son fruit
est très-estimé, quoique inférieur à ceux du Brésil et
de l'Inde.

Le *Cicer arietinum* , pois-chiche ; cultivé, il fait
partie de l'alimentation de la basse classe.

La *Fœba vulgaris*, fève ; cultivée.

L'*Ervum lens*, lentille ; elle est très répandue, surtout dans l'île de Porto-Sancto.

Le *Lupinus albus*, lupin ; cultivé.

Le *Pisum sativum*, le petit-pois. Il est cultivé et
produit toute l'année.

Le *Phaseolus vulgaris*, haricot; très-cultivé; la classe pauvre en fait une grande consommation.

Le *Tamarindus indica*, tamarin; cultivé.

Le *Ceratonia siliqua*, carroubier; cultivé.

L'*Amygdalus communis*, l'amandier; cultivé.

L'*Amygdalus persica*, le pêcher; cultivé, et il y en a de plusieurs espèces, supérieures pour le fruit à celles de Perse.

Le *Prunus armeniaca*, l'abricotier; cultivé; les fruits sont énormes et même meilleurs que ceux de Syrie, lieu d'origine.

Le *Prunus cerasus*, cerisier; cultivé, importé de l'Inde par Lucullus, et transporté d'Europe à Madère.

Le *Fragaria vesca*, le fraisier. Il y en a trois qualités différentes, qui sont assez bonnes et parfumées.

Le *Rubus Idœus*, framboisier; cultivé.

Le *Mespylus germanica*, nefflier; cultivé.

Le *Pyrus communis*, poirier; cultivé. Il y en a une grande variété, et les fruits sont excellents.

Il en est de même du *Pyrus malus*, pommier; du *Pyrus sidonia*, cognasssier. On fait avec leurs fruits des pâtes, dont les étrangers sont très-friands.

Le *Punica granatum*, grenadier; cultivé. Il donne des fruits d'une grosseur fabuleuse, dont les uns doux, les autres aigrelets.

Le *Psidium pomiferum*, goïave; cultivé. Le fruit n'est pas très-estimé à l'état frais, mais on s'en sert pour préparer une confiture au moins égale à celle qu'on fait au Brésil.

Tous ces fruits, et d'autres encore, prospèrent avec abondance, et la plupart se vendent à bas prix.

Le *Myrtus communis*, myrte ; indigène.

Le *Myrtus pimenta*, poivre ; cultivé.

L'*Eugenia jambos*, iambe ; cultivée.

La *Carica papaya*, *mamocira* ; cultivé. Le fruit a la forme d'une grosse poire, et le péricarpe est d'un vert très clair.

Le *Papiflora edulis*, *maracuja* ; cultivé. Il y en a deux qualités, la rouge et la violette ; celle-ci est préférable.

La *Cucurbita latior*, la *Cucurbita melopepo* et la *Cucurbita pepo*, courges, sont naturalisées et constituent un des aliments les plus ordinaires de la classe pauvre.

Le *Cucumis melo*, melon ; le *Cucumis sativus*, concombre, et le *Cucumis citrullus*, melon d'eau, ont la chair dure, sans parfum.

L'*Opuntia documana* ; cultivé. On a obtenu par la culture une espèce qui ressemble beaucoup à l'*Opuntia cochilinifera*, et qui fournit une grande quantité de cochenille. On trouve même qu'elle est préférable à celle des Canaries. Rien n'empêcherait de la cultiver sur une plus grande échelle.

L'*Apium graveolens*, céleri ; plante indigène, ainsi que l'*Apium petroselium*.

L'*Anethum fœniculum*, fenouil ; indigène. Elle existe encore en grande abondance, beaucoup moindre cependant qu'à l'époque où l'on commença la construction de Funchal.

Le *Daucus carota*, carotte; cultivée.

Le *Cofféa arabica*, café; cultivé. Sa production est facile, sa qualité excellente et il rivalise avec le Moka. Il est cultivé en grand; mais c'est seulement dans le sud de l'île et jusqu'à une certaine hauteur, que cette plante produit de bons résultats.

Le *Rubia tinctorum*, garance; indigène et production abondante.

L'*Arnica montana*, arnique; indigène.

Le *Cynara scolymus*, artichaud; cultivé.

Le *Certhamus tinctorius*, safran bâtard; naturalisé. Sa production est facile et abondante.

Le *Lactuca sativa romana*, laitue romaine; cultivée et bonne de qualité.

Le *Leontodon tarraxacum*, indigène.

Le *Clethra arborea*, *folhado*, indigène; bois très-estimé et employé par les menuisiers et les ébénistes.

L'*Olea europea*, olivier; cultivé, mais comme expérience seulement. Tout indique qu'il réussira.

Le *Fraxinus excelsior*, frêne; cultivé.

Le *Nerium oleander*, cevadilha; cultivée. Cette plante produit une graine du même nom dont la poudre est très-irritante.

Convolvulus batatas, batate douce; cultivée largement. Elle sert d'aliment pendant une grande partie de l'année à la classe pauvre; on en fait aussi une bonne confiture qui se consomme en grande partie dans les familles, et qui entre également dans les produits d'exportation.

Il y a plusieurs espèces de batates, à savoir : la jaune, la blanche et la violette ; la deuxième est la meilleure à manger. On obtient deux récoltes par an.

Le *Nicotiana tabacum*, tabac ; cultivé. De qualité supérieure et néanmoins assez restreint pour le moment.

Le *Datura stramonium*, stramoine ; cultivée.

Le *Solanum tuberosum*, pomme de terre ; cultivée. Pendant longtemps elle a fait la majeure partie de l'alimentation du peuple, et c'était une nourriture très-saine. En 1847, une maladie que je ne saurais comment qualifier, est venue détruire toute la récolte, et elle est moins cultivée ; on la remplacée par la *batate de Demerara*, importée de ce pays, qui est d'une culture facile et d'une production très-copieuse.

Le *Solanum melongena*, aubergine, peu cultivée.

Le *Solanum lycopersicum*, tomate ; indigène. Il y en a pendant toute l'année.

Le *Capsicum annuum*, piment rouge ; cultivé.

Le *Borrago officinalis*, bourrache ; cultivée.

Le *Lavandula spica*, lavandule ; cultivée. Il y a d'autres espèces de la même plante, mais qui sont indigènes.

Le *Mentha rotundifolia*, menthe. Il y en a plusieurs espèces qui sont indigènes.

La *Salvia officinalis*, sauge ; cultivée. Plusieurs variétés indigènes.

Le *Rosmarinus officinalis*, romarin ; naturalisé.

Le *Melissa officinalis*, mélisse ; indigène.

Le *Digitalis purpurea*, digitale ; indigène.

Le *Mirabilis jalapa*, jalap ? cultivé.

Le *Spinacea oleracea* ; épinards ; cultivé.

Le *Beta vulgaris*, la betterave ; cultivé.

Le *Laurus nobilis*, laurier ; cultivé.

Le *Laurum fœtans*, til, indigène ; c'est un arbre superbe dont le bois est employé pour les meubles et par la marine ; c'est le *Laurus madeirensis* de quelques botanistes.

Le *Laurus indica*, *vinhatico* ; indigène. Il est employé comme le précédent.

Le *Laurus camphora*, l'arbre à camphre ; cultivé comme essai.

Le *Ricinus communis*, ricin ; c'est un grand arbre dont la production pourrait être très-utile dans un pays qui importe de l'huile pour brûler.

Le *Jatropha manihot*, manioc ; cultivé.

Le *Jatropha curcas*, pignon ; cultivé.

Le *Buxus sempervirens*, buis ; très-employé par les menuisiers.

Le *Quercus suber*, le chêne-liège ; cultivé.

Le *Fagus castanea*, châtaignier, naturalisé ; très-bel arbre, surtout dans le nord de l'île ; il donne de bons fruits, et la vigne y grimpe dessus comme sur un étai naturel.

Le *Populus alba*, peuplier ; cultivé.

Le *Platanus orientalis*, le platane ; cultivé.

Le *Salix babilonica*, saule pleureur ; cultivé.

Le *Ficus carica*, figuier ; le fruit est très-savoureux ; il en est de gros et d'oblongs, appelés *beberos*, que l'on estime beaucoup.

Le *Ficus elastica*, caoutchouc ; cultivé comme curiosité.

Le *Morus nigra*, mûrier ; cultivé ainsi que le *multicaulis*, dont les feuilles servent à nourrir les vers-à-soie, qui commençent à produire des soies très-belles.

Le *Cupressus sempervirens*, cyprès ; cultivé.

Le *Cupressus madeirensis*; indigène.

Le *Pinus maritima*, le pin ; on en a fait de grandes plantations et son bois sert pour le chauffage, de préférence à tout autre.

Le *Pinus larix* ; cultivé.

Le *Pinus cedrus*, cèdre du Liban ; cultivé. Ces arbres tendent à disparaître, car on les coupe pour l'industrie et on ne les remplace pas.

Le *Taxus baccata*, if ; indigène. Il sert aux constructeurs et dans diverses manufactures.

Le *Phœnix dactylifera*, palmier de l'église; cultivé. Il n'y en a pas beaucoup dans l'île. Il produit un fruit que l'on mange après l'avoir séché et préparé.

10

Le *Cocus nucifera* , cocotier ; cultivé.

L'*Arum colocasia*, igname de l'Égypte ; cultivée dans de grandes porportions. Elle constitue la nourriture d'une grande partie des travailleurs et des pauvres pendant trois ou quatre mois de l'année. C'est un aliment peu substantiel, et inférieur à la batate. L'igname blanche est préférable à la rouge.

L'*Amomum zenziber*, gingembre ; cultivé.

L'*Amomum cardamomum*, cardamone ; cultivé.

Le *Curcuma longa*, curcuma ; cultivé.

Le *Curcuma lencorhisa* , petite batate, *arrow-root*. C'est une excellente et abondante production, très-estimée et diversement employée. On fait, de la fécule de cette plante, des bouillons pour les enfants et les malades, des gâteaux, des biscuits, et on en exporte une grande quantité.

La *Musa Cavendish*, bananier de la Chine ; la *Musa paradisiaca*, bananier de Saint-Thomas ; la *Musa sapientium*, bananier ordinaire, constituent trois espèces qui ont été naturalisées dans l'île, et qui produisent une grande quantité de fruits.

La *Bromelia ananas*, ananas ; cultivée. Deux qualités, le blanc et le jaune ; celui-ci est la meilleure qualité. On en trouve seulement dans le sud de l'île.

L'*Allium cepa*, l'oignon ; cultivé et acquérant une grosseur prodigieuse. D'une saveur douce et sucrée, on en récolte des quantités énormes, et on en exporte des masses.

Le *Dracæna draco*, dragonnier, naturalisé.

L'*Aspargus officinalis*, asperge ; cultivée. Elle ne vaut pas l'asperge d'Europe , et celle de France principalement ; elle n'a pas la même saveur.

L'*Oriza satura*, riz ; cultivé comme essai.

Le *Zea mays*, millet. Grande culture, mais insuffisante pour la consommation des habitants, qui ont l'habitude de l'employer sous toutes les formes, surtout en farine bouillie ou mêlée à des plantes potagères. Depuis la maladie de la vigne et des pommes de terre, sa culture a quadruplé , et encore on est obligé d'en importer de l'étranger.

Le *Triticum hibernum*, blé, est de bonne qualité. Sa culture augmente tous les jours, sans répondre aussi aux besoins du pays.

Le *Bambusa arundinacea*, bambou ; cultivé.

Le *Sacharum officinale*, canne à sucre. C'a été une des premières cultures de l'île, qui fit place ensuite à celle de la vigne. Depuis 1852, époque de l'apparition et des ravages de l'*Oidium Tuckeri*, on est revenu à la canne à sucre, et aujourd'hui elle est de nouveau une des principales richesses de l'île. On en fait du sucre, du miel, de la mélasse, de l'eau-de-vie et du rhum.

L'*Adianthum capillus veneris*, capillaire ; indigène.

Le *Lichen rocella*, orseille, indigène , etc., etc.

La flore de Madère présenterait bien d'autres développements à ceux qui voudraient épuiser ce sujet ; mais ce chapitre , dans un ouvrage plus général , doit

avoir des bornes plus étroites. Les bois indigènes, par
exemple, comprennent à eux seuls près de 80 espèces,
et l'on reconnaît presque partout, dans les montagnes,
la disposition de la nature à multiplier les bois qui
existent déjà et à se revêtir d'une nouvelle parure, pour
si peu que la main de l'homme y aidât [1]. C'est ains
que j'ai mentionné à peine le quart des plantes indigènes, naturalisées ou cultivées, la moitié tout au plus
des arbres à fruits; et parmi les médicaments, combien n'en trouverait-on pas encore ! Les plantes d'or-
nement, aussi nombreuses que variées, ont été pas-
sées sous silence, alors qu'elles font les délices et
l'admiration des curieux, des visiteurs et des malades,
par leur splendeur, leur éclat, leurs vives couleurs,
la suavité de leurs parfums, etc., etc.

Le plan de mon travail ne comportait qu'un aperçu
sommaire de ces choses d'histoire naturelle, juste ce
qu'il faut pour faire ressortir les qualités du climat de
ce pays, et j'ai dû m'y conformer. Or, la bonté, l'excellence, l'égalité, la modération du climat de Madère,
ne résultent-elles pas suffisamment de cet heureux
mélange de toutes les productions de la nature, de ce
facile accroissement et de la prospérité que l'on voit
ici des plantes de toutes les parties du globe?

[1] M. J.-Maria Moniz, jeune naturaliste de Madère, fait des col-
lections de spécimens de différents bois indigènes, qui sont de
toute beauté.

Hippocrate attachait une grande importance à ce genre de preuves, en l'absence d'autres qui n'étaient pas de son temps : *Incrementum autem et moderationem omnium maxime præbet, cum nihil sit, quod per vim superest, sed omnium sit æquabilis potestas*[1].

[1] *De aere, aquis et locis*, cap. VII, éd. 2.

CHAPITRE IV.

Population, mœurs et manière de vivre des habitants.

La population de Madère n'a jamais été considérable, relativement à l'étendue du pays. Estimée par feu le docteur N.-B. Pitta, en 1812, à 90,000 âmes, elle s'élevait à 115,446 en 1836, en y comprenant Porto-Sancto pour le chiffre de 1618. Il en résultait un accroissement de 25,446 en vingt-quatre ans, ou plus de 1,000 par an, ce qui était d'un bon augure. Il y a eu ensuite un temps d'arrêt assez prolongé dans le mouvement de la population, puisque, onze ans après, en 1847, on ne trouve que 117,000 habitants, ou seulement 1554 en plus. Par un retour favorable, le recensement de 1850 donna en total 119,591 âmes, soit un excédant de 2,591 en trois ans ; ce qui pouvait faire espérer une période en avant semblable à la première. Mais ce mouvement ne s'est pas soutenu, bien au contraire, et aujourd'hui on compte à peine 104,756 habitants pour toute l'île de Madère, chiffre inférieur à celui de 1850, à celui de 1847 et à celui de 1836.

Il est juste de dire que l'île a été cruellement éprou-
vée, en 1856, par le choléra-morbus, et que le terrible fléau y fit plus de 10,000 victimes dans cette
année néfaste. Cependant ce n'est pas là la principale
cause de cette espèce de dépopulation; car la nature
répare vite, dans les pays favorisés comme le nôtre, les
pertes qu'ils peuvent éprouver accidentellement par la
guerre, la famine ou la peste. Il est même d'observation que sa fécondité augmente proportionnellement à
ses malheurs.

Il faut en chercher plutôt la raison dans la soif insa-
tiable des jouissances et de l'or, qui pousse les populations modernes à l'émigration. Et, chose digne de
remarque, tandis que beaucoup d'étrangers venaient
fonder des maisons commerciales à Madère et s'y
enrichir, une partie des habitants de l'île s'expatriait
chaque année pour aller courir les chances de la fortune aux Indes occidentales, dans le Brésil, aux États-
Unis d'Amérique. Que faire à cela? Le travail journalier qui suffit aux besoins de la vie, une honnête
médiocrité, une modeste aisance au sein du foyer do-
mestique, ne peuvent plus contenter personne, et,
l'exemple de quelques succès rapides aidant, chacun
se laisse entraîner aux aventures lointaines. Hélas! si
on voulait y réfléchir, pour quelques rares personnes
qui ont réussi dans de folles entreprises, combien de
nos malheureux compatriotes qui vont trouver la fièvre
et la mort au milieu de régions inhospitalières! Les

mines de la Californie nous offrent un peu d'or, mais les enfants du sol eux-mêmes y perdent la santé et la vie.

Une partie des gens de la campagne, le plus grand nombre des paysans, sont d'un teint brun dû aux ardeurs du soleil auxquelles il s'exposent sans cesse. Ils sont assez laids. Les habitants de la ville ont la peau blanche et toutes les formes des Européens.

Le tempérament sanguin n'est pas très-rare, surtout à la campagne ; mais le tempérament le plus commun est le bilioso-sanguin, avec un mélange plus ou moins accusé, tantôt de lymphatique, tantôt de nerveux.

Les gens riches vivent bien ; un peu indolents par caractère, enclins aux plaisirs de la table, ils acquièrent de bonne heure beaucoup d'embonpoint. Ils sont d'une taille moyenne. Les femmes de cette classe, très-sédentaires habituellement, jouissent d'une santé délicate, sans êtres malades pour cela. Nubiles de douze à quatorze ans, elles se marient très-jeunes, font en moyenne de huit à douze enfants, qu'elles allaitent elles-mêmes. Qu'y a-t-il d'étonnant à ce que la vieillesse et la décrépitude soient prématurées pour la plupart?

Les industriels, les travailleurs, les ouvriers de la ville, sont forts, actifs et laborieux ; les plus lourds fardeaux ne les effrayent pas. La facilité avec laquelle bon nombre de ces individus portent en chaise ou en *palanquin*, et gravissent ainsi des chemins escarpés ;

gilité et la résistance que d'autres montrent en ac-
compagnant les cavaliers pendant des journées entières
et successives : tout cela prouve une vigueur rare de
constitution, développée et entretenue par l'habitude.

Les campagnards du nord de l'île, d'une taille athlé-
tique, admirablement bien conformés, sont capables
de supporter des marches excessives et des travaux
rudes et continus. Leurs femmes, saines et robustes
comme eux, travaillent en plein air, font beaucoup
d'enfants, et ne s'étiolent pas comme celles de la ville.

On rencontre aussi des formes moins avantageuses,
des individus faibles, pâles, décharnés, exposés à
toutes sortes de maladies ; mais la misère est mieux
supportée que partout ailleurs. Je crois même qu'avec
un peu moins de résignation, elle ne tarderait pas à
disparaître de l'île, rien n'étant plus facile que de se
procurer par le travail et l'industrie une habitation
commode, des aliments suffisants, des vêtements propres, et de satisfaire du moins les premières néces-
sités de la vie. La terre est féconde, et on a besoin
de si peu sous ce beau ciel, presque toujours doux et
clément!

L'enfance est douée des plus belles apparences,
gaie et folâtre ; la jeunesse joint la fraîcheur à la santé;
l'âge mûr est calme, pacifique, rangé ; la vieillesse
sereine et respectée.

Les habitants de Madère aiment beaucoup la vie de
famille, sans qu'il y ait chez eux la moindre trace

de sauvagerie; car ils ne se refusent pas aux plaisirs de la société. L'homme a la réputation d'être un excellent père , un époux tendre et empressé ; la femme s'occupe des soins domestiques , élève les enfants et se partage entre sa maison et l'église.

En général, le peuple est doux, poli, honnête, toujours prêt à rendre service, gai sans être bruyant, plein de courtoisie , de franchise et de condescendance ; sa bonté et sa générosité s'étendent jusqu'aux étrangers. Nulle part on ne distingue mieux la distance des conditions sociales, tout en conservant le respect de la dignité personnelle. Lorsque vous rencontrez un paysan sur la route, il pose sa *carapuça* , vous cède le pas et vous souhaite le bonjour en souriant ; il ne se couvre qu'après que vous êtes passé. Il ne supporterait pas cependant que vous lui manquiez d'égards ou que vous le traitiez avec hauteur.

Les Anglais, assez peu suspects de tendresse pour les étrangers, s'empressent tous, à l'envi les uns des autres, de reconnaître ces excellentes qualités.

Le naturel des indigènes, dit M. Barral, reste doux et pacifique au milieu de la misère et de la pauvreté. Les vols et les assassinats sont rares. La mendicité étudiée, organisée, immorale et honteuse des grandes villes n'existe pas, et la majorité des habitants n'ont pas idée des crimes atroces qui se commettent aujourd'hui en Europe en pleine civilisation.

Les Madérois sont généralement propres du corps;

stoïques d'âme ; fidèles à la foi jurée et à leur parole, ennemis de toute espèce d'assujétissement et de toute contrainte, mais susceptibles de ressentir les passions fortes et violentes, ainsi que les légères émotions du cœur.

La dévotion est très-répandue parmi les femmes ; le paysan est encore superstitieux.

La table du riche est variée, abondante, servie avec certaine recherche, et même avec luxe. On y voit figurer des viandes aussi succulentes que les meilleures d'Europe, du poisson frais, du gibier, des légumes en toutes saisons, des fruits excellents ; rien n'y manque des mets les plus fins et les plus délicats. Les vins du crû sont pour son usage et pour ses hôtes. Il y a pour sa consommation particulière des confitures délicieuses, des liqueurs parfaites, du café et du thé de premier choix.

Dans cette classe, il y a une tendance marquée à la gourmandise, et sous le rapport de la santé on y mange peut-être trop, en même temps qu'on ne se livre pas assez aux exercices corporels.

L'alimentation des ouvriers et des gens aisés de la campagne est simple et frugale ; elle se compose presque exclusivement de poisson frais et salé, de pommes de terre, d'*igname*, de maïs, de *batates*, de jardinage et de fruits. Ils buvaient aussi du vin du pays, mais aujourdui ils l'ont remplacé par le *punch*, fait avec le rhum, extrait de la canne à sucre. La viande n'entre guère dans leur régime journalier ; ils n'en mangent que le dimanche, les jours de fête et dans les grandes occasions. C'est plutôt chez eux une habitude qu'une privation; car la viande fraîche n'est pas très-chère, et presque tous les ménages, même les plus humbles, possèdent leur provision de porc salé.

Le paysan est plus sobre que le citadin.

On use peu habituellement de liqueurs spiritueuses, et l'ivrognerie est assez rare parmi les habitants de l'île.

Dans les villes tout le monde s'habille à l'Européenne, selon le rang et la condition. A la campagne on a conservé le costume du pays, qui ne manque pas de goût et d'originalité.

Les hommes ont des bottes blanches qui montent jusqu'à mi-mollet, des culottes courtes en toile blanche, aussi amples que celles des *zouaves*, et qui arrivent seulement jusqu'à deux ou trois travers de doigt au-dessous du genou, laissant ainsi une partie de la jambe à découvert; une chemise de toile grossière, de la même étoffe que les culottes; une veste qu'ils portent presque toujours sur l'épaule ; et enfin, une espèce de couvre-chef appelé *carapuça*, ayant la forme d'un entonnoir, est posé légèrement sur le sommet de la tête.

Les femmes portent sur la peau une chemise de toile, par-dessus un jupon court en laine, tissé et bariolé de bandes longitudinales de toutes couleurs. Elles sont chaussées de bottes semblables à celles des hommes. Un corset brodé avec de la soie de couleurs différentes leur tient le buste jusqu'au-dessous du sein, et elles jettent sur leurs épaules un tout petit manteau en laine rouge ou bleue, qu'elles arrangent assez habilement pour ne pas cacher la vue de leur jolie taille. Les unes se coiffent avec un mouchoir en batiste très-fin, les autres mettent une *carapuça* à l'imitation des hommes ; quelques-unes sont toujours en cheveux. Ce costume, qui leur sied parfaitement bien, éprouve de légers changements dans les différentes parties de l'île ; mais il reste toujours le même au fond, et conserve partout son cachet distinct et national.

Le rapport le plus parfait existe, comme on le voit, entre le climat de Madère et l'état physique et moral des habitants.

Et toujours nous arrivons à cette conclusion dernière : qu'il n'y a point de lieu où l'on puisse passer plus doucement ses jours, que l'on ait égard aux qualités du sol, à la bonté de l'air, aux commodités de la vie, et aux relations sociales.

CHAPITRE V

Des maladies de Madère; durée de la vie; mouvement de la
population; longévité et mortalité des habitants.

Quelles sont les maladies que l'on observe le plus
communément à Madère?

Il n'y a pas de maladies véritablement endémiques,
comme en beaucoup d'autres pays. Tous les médecins,
tant nationaux qu'étrangers, s'accordent à le dire.

Les maladies épidémiques y sont très-rares. Quelquefois les affections ordinaires prennent le caractère
épidémique, par le nombre des individus atteints;
mais elles n'en deviennent pas plus graves. Quant à
ces fléaux terribles qui désolent le monde, la plupart
passent sans frapper cet heureux pays. La fièvre jaune
n'y a jamais pénétré, malgré le libre accès des com-
munications commerciales; et l'on était arrivé jusqu'en 1856, de funeste mémoire, sans avoir eu la
visite du choléra-morbus asiatique [1]. Il éclata dans

---

[1] D'après ce que mon père a constaté dans un rapport fait au
Conseil de santé publique, dont il est le délégué à Madère, cette

l'île au commencement de juillet, et y fit rapidement de nombreuses victimes, environ dix mille en trois mois sur toute la population de l'île [1]

Parmi les maladies aiguës, les fièvres inflammatoires bilieuses s'y montrent pendant une partie de l'année; elles sont plus fréquentes en été et en automne. Ce n'est que très-exceptionnellement qu'elles revêtent le type rémittent pernicieux des pays chauds.

La fièvre gastrique simple, l'embarras gastrique, les turgescences abdominales, sont les formes les plus communes, et on les voit se dissiper facilement par des évacuations spontanées ou à l'aide des émétiques et des purgatifs.

Tous les praticiens s'accordent à reconnaître que les éléments bilieux et sanguin d'un côté, les éléments bilieux et nerveux de l'autre, impriment le plus habituellement leur génie aux maladies aiguës annuelles de ces contrées. Ces diathèses me paraissent, en effet, devoir être liées au tempérament des habitants et à la constitution météorologique du climat. On pense aussi

maladie a été importée de Lisbonne par un régiment qui venait tenir garnison. Le choléra régnait alors dans cette ville; les troupes embarquées fournirent les premières victimes à leur arrivée; les bateliers qui portèrent les soldats à terre furent aussi les premiers frappés, et la maladie se répandit ensuite dans toute l'île.

[1] En parlant de cette affreuse maladie, qu'il me soit permis d'exprimer ici un grand et profond regret. Hélas! celle qui m'a servi de mère succomba à ce fléau, en voulant accompagner mon père, qui de Lisbonne apportait des secours publics à la population désolée.

généralement que les affections bilieuses, inflammatoires, rhumatismales et nerveuses, n'ont pas ici l'exagération ou le caractère qui les distingue dans les climats extrêmes.

Les maux de gorge, les rhumes, les fluxions de poitrine, les inflammations de la plèvre et du parenchyme pulmonaire, les fausses péripneumonies, sont des maladies de l'hiver qui attaquent principalement les soldats, les gens du peuple, les journaliers et autres personnes de travail qui vivent la plupart du temps *sub dio*; mais ces maladies sont rares, en tant qu'elles dépendent de changements brusques de température qui n'existent pas. On observe cependant quelquefois des rhumes et des bronchites, comme épidémiques, dus à des causes générales, mais offrant toujours moins d'intensité que dans les climats froids.

En été et en automne, on y observe des irritations de l'appareil digestif, et en général des viscères abdominaux surtout du foie, des diarrhées, des dysenteries, des fièvres continues, des hydropisies, presque toujours avec dominance ou complication d'un état bilieux plus ou moins prononcé. Ce sont les maladies les plus communes à Madère. En 1849, il y eut une espèce de petite épidémie bilioso-muqueuse, parmi la population de l'*Arco de S. Jorge;* elle fut très-bénigne, et d'après ce que j'ai entendu dire à mon père, qui l'a observée sur les lieux, de simples moyens diététiques ou l'administration de purgatifs salins, dès le début, la dissipaient entièrement.

Ces maladies sont plus graves chez les habitants de la campagne que chez ceux des villes. De funestes habitudes, l'absence de soins convenables, une hygiène malentendue, contribuent grandement à engendrer ces funestes résultats. Gourlay dit avoir vu assez souvent des affections fébriles légères dégénérer en fièvres typhoïdes de la plus haute gravité, par l'emploi abusif des émissions sanguines, que dans ce temps les chirurgiens de campagne appliquaient à tout propos [1]. Dans les villes, ajoute-t-il, où la médecine est pratiquée par des hommes instruits et habiles, cette transformation ne s'observe que très-rarement.

La fièvre typhoïde s'y montre quelquefois avec ses symptômes caractéristiques, attaquant principalement les adultes de 25 à 40 ans, les individus qui vivent dans des chambres très-petites et mal aérées. On sait que la physionomie particulière de cette affection dépend de l'affaiblissement général des forces, de la stupeur, du désordre surtout dans le système nerveux se traduisant par du trouble des fonctions gastro-intestinales. Sur cet ensemble apparaissent, chez quelques malades, une grande disposition aux hémorrhagies par les muqueuses des fosses nasales, de la bouche et des intestins, des gangrènes à divers points de la

[1] Si Gourlay vivait aujourd'hui, il verrait que depuis que l'on a établi à Funchal une École médico-chirurgicale, que des médecins distingués en dirigent l'enseignement, la pratique médicale dans les campagnes est devenue très-rationnelle.

peau, tous les signes d'une décomposition des solides et des fluides, ce qui lui a fait donner le nom de fièvre putride, adynamique, ataxique, etc., suivant le caractère et les symptômes prédominants.

Les causes habituelles des affections périodiques, telles que étangs, marais, flaques d'eau, n'existent pas dans l'été. En raison de la disposition des terrains, de la pente des cours d'eau, de la liberté de leur embouchure dans la mer, les fièvres intermittentes y sont tout à fait inconnues. Si on a l'occasion d'en rencontrer quelques cas, ce n'est que sur des étrangers ou sur des marins, qui les ont contractées dans d'autres parages, et les accès cessent bientôt par le simple séjour dans le pays.

Le printemps est l'époque des fièvres éruptives : de la variole, de la rougeole, des miliaires, de la scarlatine ; celle-ci est la plus fréquente de toutes. Gourlay a décrit une épidémie de scarlatine maligne compliquée d'angine, qui régna pendant le printemps et l'été de 1806, qu'il compare à la *cynanche gangrenosa* des anciens. Pendant l'hiver de 1856, le même fait a été observé par tous les médecins de l'île. Il est de règle que ces fièvres exanthématiques soient légères, bénignes, simples, régulières, et se jugent d'une manière heureuse. L'anasarque, qui succède ailleurs à chacune des formes de la scarlatine, et qui, selon J. Frank, se rencontre principalement à la suite des éruptions très-bénignes, n'a pas été mentionnée par nos médecins. Un des accidents les plus redoutés en Europe de la variole et de la rougeole, qui est la manifestation et le développement des tubercules pulmonaires, ne se présente jamais à Madère.

D'après les vieux praticiens, les enfants ne sont pas aussi sujets aux maladies de leur âge qu'en d'autres pays, et ils résistent mieux quand ils se trouvent affectés. Cette immunité doit être due à ce que l'on a l'habitude de leur laisser passer la plus grande partie de la journée en plein air. Au mois de juin 1852, une forte toux convulsive atteignit un grand nombre d'enfants, sans mortalité notable ; elle avait été apportée de Lisbonne par une demoiselle qui, l'ayant donnée à plusieurs personnes de sa famille, la rendit bientôt générale. Ce fait a été indubitablement constaté par mon père, qui était le médecin de cette demoiselle et de presque toute sa famille.

Il y a fort peu d'exemples du croup.

L'apoplexie est assez commune dans le temps des équinoxes. Les scrofules sont rares, et, chose remarquable, on les a observées chez des marins et des pêcheurs qui vivent au bord de la mer et mouillent le corps presque tous les jours dans cette eau.

Le cancer attaque souvent différents organes. La récidive, après les opérations, est quelquefois bien retardée.

On n'a jamais signalé des cas d'hydrophobie, ni

chez l'homme ni chez les animaux ; c'est une maladie inconnue dans le pays.

Les hernies, les calculs, les maladies des voies urinaires, les mal conformations des membres et du tronc, sont assez rares.

L'hystérie et autres névroses se remarquent assez fréquemment parmi les femmes d'une condition aisée, et revêt les formes les plus variées. La vie sédentaire des personnes du sexe doit les prédisposer à ce genre d'affections nerveuses ; et, malgré leurs nombreuses grossesses, on n'observe pas souvent des fièvres puerpérales, et ces mille accidents de la grossesse et de la parturition, si communs sur le continent.

Au nombre des affections chroniques, les diverses efflorescences de la peau méritent une mention spéciale.

Les dartres sont très-répandues parmi le peuple, dans toutes les variétés ; la nourriture ordinaire des classes inférieures doit contribuer à leur formation et à leur développement. Et puis, le paysan madérois pousse l'insouciance, pour tout ce qui regarde la santé, jusqu'à la sottise. Tant qu'il ne souffre pas et qu'il peut continuer ses travaux, il se garderait bien de réclamer les conseils d'un médecin, et surtout de se médicamenter. A quoi bon, pour quelques petites taches insignifiantes sur la peau, pour quelques plaques furfuracées ou squameuses, pour des croûtes ou des pustules qui ne le gênent même pas ! Ce sont de simples incommodités pour lui ; elles passeront quand elles voudront. Je ne serais pas étonné qu'il ne les considérât souvent comme des signes de santé et qu'il vaut mieux respecter.

Cela est ainsi pour la gale. Il abandonne souvent l'éruption à elle-même, crainte d'accidents, et pendant ce temps-là la maladie envahit toute l'économie et se communique à toute la famille ; la guérison devient alors très-longue et difficile à obtenir.

L'onçáo est un très-petit insecte, visible à l'œil nu, qui parcourt un certain trajet sous la peau, à côté de la vésicule, d'une espèce de gale invétérée qui consiste en de petites pustules remplies d'un liquide transparent et inodore, accompagnées d'une démangeaison intolérable. Elle a son siége de prédilection aux plis des doigts, aux poignets, aux orteils et au genou, d'où elle se propage sur toute la surface du corps. On la guérit facilement à l'aide des onctions mercurielles ou sulfureuses.

On observe assez souvent, chez les habitants de la campagne et à l'époque de la moisson, des élevures cutanées, papuleuses et vésiculeuses, laissant parfois à leur place des ulcérations ichoreuses, que l'on connaît sous le nom d'*alforra*. L'éruption est annoncée par un prurit très-vif, comme dans les piqûres d'orties ; elle a lieu aux jarrets et au pli des aines chez les adultes, derrière les oreilles et à la racine des cheveux chez les enfants. Cette maladie est sans gravité, et elle se termine presque toujours par une guérison spontanée, dans la durée de quinze à vingt jours. Si elle envahit tout le corps, il se développe un mouvement fébrile qui exige parfois un traitement antiphlogistique sévère. Dans le principe, l'onguent mercuriel en fait bonne justice, et ce remède est entré, à ce sujet, dans la médecine populaire.

Gourlay considère aussi l'*onçâo* et l'*alforra* comme de petits animalcules du genre Acarus, et leur destruction est le meilleur moyen d'en débarrasser les individus atteints.

Enfin, il y a encore l'éléphantiasis, qui a existé de tout temps dans quelques parties de l'île.

J'ai déjà dit qu'un établissement particulier avait été fondé anciennement pour ce genre de maladie, dans la capitale. Si l'on en croit J. Adams, on y aurait reçu dans l'espace d'un siècle 899 éléphantiasiques, 526 hommes et 373 femmes. Cet hospice continue à fonctionner, ayant toujours une population de 25 à 35 individus des deux sexes ; mais tous les lépreux du pays n'y sont pas renfermés, et on en trouverait probablement le double et peut-être davantage, qui vivent çà et là en liberté ou dans leurs localités respectives.

Les malades admis à l'hospice y sont entretenus d'une manière convenable, en même temps qu'ils y reçoivent presque tous les soins nécessaires contre

l'affection principale qui les ronge, et contre les maux
intercurrents qui peuvent survenir.

L'éléphantiasis appartient chez nous, en très-grande
partie, à la *Lombada da Ponta do Sol*, et à la pa-
roisse du *Paul do Mar*; le premier de ces quartiers
en fournit à lui seul plus du tiers.

Cette maladie attaque surtout la classe pauvre des
cultivateurs, et, par suite, on a accusé de sa production le poisson salé et l'*igname*, dont celle-ci se
nourrit presque exclusivement pendant trois à quatre
mois de l'année. Le mode d'alimentation peut exercer
une certaine influence sur le développement et les
progrès de la maladie ; mais il ne faut pas en exagérer
l'action. La preuve en est dans ceci, que l'éléphantiasis reste borné à quelques individus seulement,
alors que le régime en question est commun à la grande
majorité des paysans. La preuve en est encore dans
cette circonstance, que les cultivateurs de toutes les
parties de l'île vivent à peu près de la même manière,
tandis que la maladie ne se rencontre guère que dans
quelques points. En outre, la classe aisée n'en est
pas absolument exempte.

L'éléphantiasis revêt le plus souvent la forme tuberculeuse bien caractérisée, presque léonine ; quelquefois celle de la lèpre, très rarement celle des
Arabes.

Plus commune chez l'homme que chez la femme,
elle diminue après la puberté, et les malades ne dé-

passent guère l'âge de cinquante ans. On a remarqué
à Madère que les femmes devenaient stériles de très-
bonne heure, avec extinction des désirs vénériens,
atrophie des glandes mammaires et cessation complète des règles. Dans d'autres contrées, au contraire,
où cette maladie est endémique, comme au Brésil et
au Paraguay, les fonctions génératrices restent in-
tactes, ou on observe même une espèce de fureur uté-
rine, *libido inexplebilis*.

Elle est manifestement héréditaire, soit que les
individus prédisposés se marient avant l'éclosion de
la maladie, soit que les désordres morbides extérieurs aient été conjurés pendant quelque temps. A
fortiori, la propagation aux enfants est-elle presque
infaillible, lorsque la génération a lieu en pleine
maladie.

Est-elle contagieuse? Quelques médecins anciens
le pensent ainsi, et, à l'appui de leur opinion, ils ci-
tent plusieurs femmes qui paraissaient tenir leur
maladie par suite d'une cohabitation prolongée avec
des hommes infectés. Entre autres, on cite un portier
de l'asile de Funchal, qui aurait contracté la maladie
à raison de ses fonctions et par le contact avec les malades. J. Adams et le docteur Heberden n'admettent
pas ce mode de propagation, et par le fait, on n'en a
pas d'exemple bien avéré.

Aucun médecin de Madère n'admet aujourd'hui la
contagion de cette maladie. Le portier et les person-

nes chargées de soigner les malades ne la contractent point. Quoique le mariage ne soit pas légalement défendu aux lépreux, il l'est par le fait de la maladie une fois déclarée. Si cependant ils se trouvaient en rapport avec des personnes de famille différentes, il n'y a pas de fait bien constaté qui prouve qu'ils leur transmettent la maladie. Quant aux enfants, il est presque sûr que tôt ou tard ils l'auront, quand même la maladie ne soit pas encore déclarée chez les parents.

La goutte est rare dans la classe aisée, tandis que les fluxions hémorrhoïdaires y sont très-fréquentes. On observe souvent des tumeurs variqueuses très-nombreuses, et s'élevant très-haut dans le rectum, des flux sanguins copieux qui nécessitent l'emploi des hémostatiques. On a remarqué que la suppression des congestions hémorrhoïdales donnait lieu à des hématémèses, et presque jamais à des raptus vers la poitrine.

Les maladies organiques du cœur ne sont pas très-répandues, mais on en entend parler quelquefois.

Le nombre des fous est très-restreint, et le suicide est un événement extraordinaire dans toute l'île.

Quant aux affections chroniques des organes respiratoires et à la phthisie pulmonaires en particulier, il suffit pour le moment de constater que les conditions climatériques tendent à en empêcher le développement, à en arrêter les progrès, à aider la nature et l'art dans les voies de guérison, au lieu d'en favoriser la formation ou de les aggraver. Mais comme cette question est trop importante pour être vidée d'un mot et par une simple incidence, je ne tarderai pas à la reprendre.

Dans l'état, la salubrité du pays permet-elle à ses habitants d'arriver au bout de la carrière assignée par la nature à l'espèce humaine?

La réponse va être donnée par la durée de la vie moyenne, par le mouvement de la population, par les lois de la mortalité et par les faits.

Le rapport de la mortalité avec la population de l'île, calculé pour six années comprises entre 1845 et 1851, donne 17,355 décès sur 675,282 habitants, soit 1 décès sur 39 habitants. Dans ce relevé figurent les années 1849, où il y a eu une mortalité extraordinaire, et 1847, où il y a eu aussi une grande mortalité à cause de la maladie des pommes de terre; deux années mauvaises accidentellement sur six ! C'est beaucoup, et fort vraisemblablement la proportion des décès à la population doit être plus favorable. Ajoutez qu'il s'agit de l'île entière, où certains districts sont assez mal partagés, et que la mortalité, réduite à Funchal, est moins considérable.

Mais enfin, acceptons comme vrai ce chiffre de 1 décès sur 39 habitants ; quoiqu'il soit positivement au-dessus de la réalité, la salubrité du climat ne peut en recevoir la moindre atteinte. Suivant les calculs les plus favorables, on compte 1 décès sur 30 habitants à Lisbonne, 1 sur 35 à Livourne et dans le royaume de Naples, 1 sur 31 à Nice, 1 sur 28 dans le royaume Lombardo-Vénitien, 1 sur 25 à Rome, 1 sur 35 à Montpellier, etc.

Quelques auteurs anglais, partant de cette idée que les habitants des climats à basses latitudes, où le développement de la puberté et l'âge critique viennent de bonne heure, sont exposés à une vieillesse et à une mort prématurées, avancent que la durée de la vie est *probablement* moindre à Madère qu'ailleurs. Or, les chiffres officiels ont prouvé d'une manière irrécusable que Madère faisait exception sous ce rapport, et que la vie moyenne y était aussi élevée que dans les pays les plus favorisés. C'est ainsi que, dans le tableau de la population pour l'année 1847, on trouve sur 106,486 habitants, 48,216 jusqu'à 20 ans, 42,173 de 20 à 50 ans, 13,753 de 60 à 70 ans, 2,344 de 70 à 100 ans.

Les registres civils ne donnant pas l'âge des décès, M. Barral a consulté ceux de l'hôpital, de 1844 à 1849 inclusivement ; et dans ces fâcheuses conditions, eu égard à la population la plus malheureuse, à celle qui subit toutes les influences capables d'abréger l'existence, sur 896 décès, 302 ont eu lieu de 40 à 60 ans, 259 de 60 à 80 ans, 21 de 80 à 90, 7 de 93 à 103, c'est-à-dire 599 décès après l'âge de 40 ans révolus.

Le mouvement de la population démontre qu'il y a entre les décès annuels et les naissances, un excédant habituel en faveur de celles-ci. Dans toute la dernière moitié du xvɪɪɪᵉ siècle, l'année 1768 est la seule où le nombre des morts ait dépassé celui des naissances ; et, dans les cinquante ans qui viennent de s'écouler, cela ne s'est jamais reproduit qu'en 1856. Les naissances sont aux décès de 5 à 4 et même au-dessus.

M. Barral s'est assuré par le dépouillement des registres de l'Hôpital-Général de Funchal, que le rapport des morts au nombre des malades, était inférieur à celui que fournissaient toutes les statistiques du continent. D'où cette conclusion, que les affections morbides seraient ici moins meurtrières.

Tout bien considéré, les individus qui naissent et qui vivent dans ce pays, ont donc de grandes chances de parcourir toutes les phases de la durée de la vie humaine, et les exemples de longévité ne sont pas rares à Madère.

En 1847, sur 207 personnes existant dans l'asile de mendicité de Funchal, 4 avaient 80 ans, une 81, une 82, une 83, une 86, une 90 ans ; une femme avait atteint 107 ans. Dans la ville, il y avait une femme de 108 ans.

Des faits semblables sont cités comme appartenant aux diverses paroisses de l'île ; M. Barral dit savoir par l'autorité ecclésiastique, que des vieillards de 87, de 90 et de 97 ans vivaient dans le canton du *Curral das Freiras*, que les paroisses de *Magdelena do Mar*, de *Paul do Mar*, de l'*Arco da Calheta*, de la *Calheta*, possédaient plusieurs individus d'un âge très-avancé, de 80 ans, de 85, de 90, de 93, de 99 ans. Il n'y a que le distrlct de *Sanct'Anna*, situé au nord-est de l'île, qui semble défavorable à une grande longévité; encore y compte-t-on beaucoup de gens qui dépassent 70 ans.

Non-seulement la vie n'est pas aussi courte pour les indigènes qu'on l'avait prétendu, dans un but manifeste de dénigrement, mais encore les étrangers s'acclimatent à Madère avec une facilité merveilleuse, et c'est ce qui a le plus contribué à maintenir et à augmenter de jour en jour le crédit du climat.

SECONDE PARTIE

DE L'INFLUENCE DU CLIMAT DE MADÈRE SUR LA PHTHISIE PULMONAIRE.

> « De tous les moyens tentés jusqu'ici contre la
> »phthisie, il n'en est aucun qui ait été suivi
> »plus souvent de la suspension ou de la ces-
> »sation totale de la phthisie, que le changement
> »de lieu..... Les bords de la mer, surtout des
> »climats doux et tempérés, sont, sans contredit,
> »les lieux où l'on a vu guérir un plus grand
> »nombre de phthisiques. »
>
> LAENNEC ; *Trait. d'auscult. médiat.*
> tom. I , pag. 715.

L'île de Madère est admirablement douée par la nature, et c'est bien réellement un des pays les plus beaux et les plus agréables de l'univers : la *fleur de l'Océan*, la *reine de l'Atlantique*. Au milieu d'un paysage toujours riche et gracieux dans sa variété infinie, son climat est aussi délicieux que salubre, et proverbialement le meilleur du monde. Les maladies les plus communes à l'espèce humaine y sont généralement moins fréquentes, moins graves que dans la plupart des autres lieux, et l'homme peut y at-

teindre aisément la durée totale de la vie , exempt de
toutes ces infirmités si habituelles à la dernière vieillesse.

Voilà les conclusions rigoureuses de la première
partie de notre travail, appuyées le plus souvent sur
des chiffres ; et ce langage, convenons-en, ne manque
pas d'une certaine éloquence !

Quelle est l'influence de ce pays, avec tous les éléments modificateurs qui entrent dans sa composition,
relativement aux affections chroniques de la poitrine
et surtout à la phthisie pulmonaire, ce fléau des temps
modernes, qui enlève la moitié des individus qui succombent dans les hôpitaux des grandes villes, et qui
semble se répandre de plus en plus au sein des populations du continent ?

Quelle est l'action de ce climat par rapport à la
formation, au développement, à la marche, aux progrès,
à la terminaison d'un mal aussi terrible , qui voue
presque fatalement à la mort , sur tous les points du
globe à peu près, ceux qui en sont atteints, après les
avoir desséchés graduellement comme les plantes
privées d'eau ?

Si cette action est salutaire, et le doute ne saurait
être permis à ce propos, quel est le degré de sa puissance, soit dans le sens de la prophylaxie, soit dans
le sens palliatif ou comme modérateur des accidents,
soit comme agent de guérison radicale? Quelles sont

les limites de son influence curative, et les conditions
où elle s'exerce le plus convenablement?

Voilà le sujet que nous allons essayer de traiter
dans cette seconde partie.

Ce sujet est difficile et délicat, par les questions
immenses qu'il peut soulever à chaque instant, et dont
les exigences nous font trembler dans notre jeune
inexpérience.

CHAPITRE PREMIER

Présomptions en faveur de Madère.

L'heureuse efficacité du climat de Madère, en tout ce qui a trait aux affections chroniques, peut se présumer, *à priori*, de toutes les connaissances que nous possédons sur l'influence des climats dans les maladies en général.

Tout le monde sait que les conditions extrêmes du milieu environnant favorisent les maladies chroniques, suivant certaines affinités qu'elles présentent de conformité d'action avec les circonstances fondamentales ou le mode d'être essentiel de ces maladies. Ainsi l'on peut saisir une relation manifeste entre les névroses, les convulsions, le tétanos, l'épilepsie, etc., et les climats brûlants. Les phlogoses sourdes et lentes des organes parenchymateux et des muqueuses aériennes, les dégénérescences tuberculeuses, appartiennent plus particulièrement aux régions froides. Les vices profonds de la nutrition et de l'assimilation se montrent de préférence dans les pays bas, enfoncés, humides et pluvieux. Les hypersécrétions, les hémorrhagies, les inflammations et les désordres multipliés qui s'ensuivent, sont des maladies des lieux élevés et secs, etc.

En est-il de même des pays mixtes ou tempérés ? Il semble au premier abord que ces climats doivent être les meilleurs pour la santé et pour la longévité de la vie, ce privilège, en effet, paraissant lié à l'avantage qu'ils ont, de leur nature, de n'introduire dans l'économie vivante aucune de ces aptitudes nécessaires à produire les causes efficientes d'où les maladies chroniques dérivent immédiatement, et dont les effets s'accumulent ensuite de génération en génération.

A ce compte-là, Madère mériterait une distinction spéciale ; car, parmi toutes ses bonnes qualités climatériques, ce pays se fait remarquer par la douceur de sa température et par l'équilibre le plus parfait des principaux éléments qui entrent dans sa constitution. Les choses divellentes y sont si équitablement harmonisées que, malgré sa position géographique, son climat se trouve par le fait au premier rang des climats mixtes et doux, des climats tempérés, dans le vrai sens du mot.

Madère doit, par conséquent, jouir au suprême degré de tous les bienfaits les plus avantageux dévolus à cette classe de climats, et c'est ce qui a lieu effectivement. L'observation la plus impartiale nous a déjà démontré que, d'une manière générale, les affections chroniques y sont excessivement rares, et il en est même de celles qui sont réputées les plus graves, dont on n'y a peut-être jamais entendu parler.

On nous objectera, sans doute, que cette espèce d'immunité pour les affections chroniques dont nous gratifions les climats tempérés, est fort problématique, et que, relativement à la phthisie pulmonaire surtout, c'est plutôt le contraire qui est plus près de la vérité.

Oui, nous savons que cela a été dit depuis longtemps, et que les auteurs ont répété, sur la foi les uns des autres : que la phthisie pulmonaire appartenait aux climats tempérés, que cette maladie n'existait pas ou était presque inconnue aux deux extrêmes de l'échelle de température, soit, d'une part, en Suède, dans la Laponie, et de l'autre, dans les Indes, en Perse.

Mais, en ce qui se rapporte seulement aux pays froids, on est revenu depuis peu à d'autres sentiments, et les recherches statistiques n'ont pas manqué de renverser cette étrange assertion.

Le docteur Dembriski a constaté 63 sur 1,000 décès, dans toute la Russie septentrionale [1].

Le docteur Thielmann porte le nombre de 73 phthisiques sur 1,000 décès, en Suède, et il affirme que sa proportion est plus considérable dans la Laponie [2].

[1] Bulletin de l'Académie de médecine, tom. III, pag. 560.
[2] Journal de médecine, tom. II, pag. 26.

Nous n'avons pas de peine à le croire ; car la logique, fondée sur une saine interprétation des lois de la
science de la vie, ne saurait induire en erreur, et nous
sommes persuadé que lorsqu'on y regardera très-at-
tentivement, on trouvera la plus grande fréquence de
la consomption pulmonaire dans la bande comprise
entre le soixantième degré et les derniers lieux habi-
tables du globe. Tourtelle et Hallé ne s'y étaient pas
trompés, et ils placent la phthisie tuberculeuse au
nombre des maladies qu'on observe le plus communément chez les peuples du Nord : en Suède, dans la
Nouvelle-Zemble, en Sibérie, dans le Spitzberg, le
Kamtschatka, l'Islande, le nord de la Russie, de l'Alle-
magne, etc. [1].

Certainement, la phthisie peut se montrer dans les
climats tempérés, et elle s'y montre ; nous ne pensons
pas à nier le fait. Elle paraît même assez fréquente
dans plusieurs de ces pays ; nous l'admettons encore,
et cette maladie semble souvent marcher de concert
avec d'autres affections de longue durée. Mais ce à
quoi nous nous refusons absolument, c'est de voir une
relation directe de cause à effet entre la tuberculisation pulmonaire et le degré moyen de la température.
La preuve, c'est que, sous une même latitude, la
phthisie est rare ici comme là, très-fréquente dans un
point, pour ainsi dire inconnue dans un autre.

[1] Traité d'hygiène, classe 1re, sect. V.

Il y a évidemment une distinction à faire entre ces climats tempérés, si l'on veut trouver la raison de ces différences.

On les a divisés, sous ce rapport, en climats constants ou fixes, et en climats variables ou irréguliers; les premiers étant doués d'une température égale, les seconds étant exposés à des alternatives atmosphériques plus ou moins brusques, plus ou moins contraires.

En principe, l'égalité de température permet de supposer une harmonie corrélative des fonctions chez les êtres vivants; tandis que les intempéries répétées et violentes doivent entraîner une distribution vicieuse des forces et de l'action vitale; d'où forcément, l'ordre et la régularité des mouvements morbides, dans le premier cas, selon les lois préétablies de la nature et l'absence de toute affection subversive; alors que le désordre et l'irrégularité des phénomènes doivent, dans le second cas, concourir à engendrer les affections chroniques ou à modifier d'une manière défavorable et fâcheuse le développement et la marche ultérieure de ces affections.

M. Andral pense même que, dans l'étude des climats par rapport à la fréquence de la phthisie, il faut surtout tenir compte des variations de la température.

La phthisie pulmonaire, dit-il [1], est une maladie qui

[1] Traité de l'auscultation médiate de Laënnec, tom. II, pag. 162.

se montre sous toutes les latitudes ; mais, ainsi qu'on
est généralement porté à le croire, sa fréquence ne
croît pas en raison directe de l'abaissement de la température ; elle ne s'accroît pas constamment non plus
à mesure que la température s'élève. Dans les pays où
il règne habituellement une température très-basse, où
cette température ne change pas brusquement, il n'y
que peu de phthisies pulmonaires. Dans ceux où la
température est très-élevée, mais où en même temps
ses variations sont rares et peu considérables, et où ,
bien que plus fortes, elles se succèdent avec une certaine méthode, il y a encore peu de phthisies. Cette
maladie acquiert, au contraire, son maximum de fréquence dans les contrées où existent continuellement
de grandes et irrégulières variations de température.

Sous ce point de vue, on n'aurait rien à craindre de
la phthisie dans l'air de Madère, car son climat est remarquable par la douceur et l'égalité. Non-seulement
il n'y a pas de mutations brusques et fortuites; mais
encore les jours y succèdent aux jours, les saisons
aux saisons, avec une régularité extraordinaire et selon une progression insensible. C'est le plus beau
modèle connu des climats constants.

On a mesuré les degrés de salubrité et d'insalubrité
des climats, toujours eu égard à la phthisie, non plus
avec le thermomètre, mais avec l'hygromètre.

La question de l'influence des climats dans la production de la phthisie a été mal comprise, dit M. Bri-

cheteau [1] ; cette maladie est rare dans les climats secs, qu'ils soient froids ou chauds ; elle est, au contraire, fréquente dans les climats humides, quelle que soit la température.

M. Foucault partage cette opinion. C'est à l'humidité considérée comme la seule influence prépondérante du climat, qu'il faut attribuer, dit-il [2], les fréquences de la phthisie en Hollande et en Angleterre. En France, elle se développe en raison de la déclivité du sol, et il cite à l'appui de cette proposition, l'exemple suivant : Aux environs de Mantes, existent deux villages; l'un est bas et humide, la proportion de la phthisie est de un sur huit. L'autre est élevé, exposé aux vents, la proportion est de un sur cinquante.

A Nemours, selon M. Stamb [3], la phthisie serait devenue plus commune, depuis que les travaux faits pour le canal de Briare auraient rendu le pays plus humide.

L'influence de l'humidité sur la formation de la phthisie est loin d'être démontrée, et il suffit de rapprocher les chiffres de la mortalité fournis par différentes contrées du globe, pour voir que son importance n'est pas si grande qu'on l'a prétendu. D'ailleurs, en raisonnant d'après l'hypothèse que l'humidité est

[1] Académie de médecine, 12 février 1839.
[2] Causes générales des maladies chroniques, n° 73.
[3] Essai sur l'étiologie des tubercules pulmonaires, pag. 24.

une des causes provocatrices les plus puissantes de la phthisie, le climat de Madère ne pourrait en ressentir aucune atteinte ; ou plutôt il en résulterait une présomption de plus en sa faveur. On n'a pas oublié que l'élément aqueux de l'atmosphère de l'île est associé aux autres conditions de l'air et du sol, de telle sorte que l'humidité n'y existe que comme modérateur, et ne se traduit proprement que par l'absence de la sécheresse.

Plusieurs pathologistes ont considéré encore les climats par rapport à la phthisie, selon qu'ils sont continentaux ou maritimes.

Les climats continentaux des zones tempérées sont sujets, en général, à une grande mobilité, sauf de très-rares exceptions qui tiennent à des circonstances purement locales, et c'est ce qui explique comment la phthisie se montre presque indistinctement sous toutes ces latitudes.

La ceinture des terres cultivées étant bornée au Nord par une surface froide, humide, marécageuse, couronnée elle-même par le cercle des glaces polaires, et se trouvant limitée au Midi par des régions sablonneuses, sans eau et sans verdure, où se réflètent les rayons du soleil en des mirages éblouissants, les courants atmosphériques ne peuvent jamais connaître de repos dans les pays intermédiaires. C'est une loi de la physique, que le mouvement naisse dans les masses fluides, toutes les fois que leurs parties con-

stitutives ne sont plus soumises à un même degré de
température ; et , en vertu de cette loi, l'air sec et
brûlant de l'équateur s'élève dans les régions supérieures, tandis que des tourbillons froids et humides
accourent des pôles.

Or, on comprend ce que doit devenir l'atmosphère
continentale, au milieu de cette immense circulation
incessamment renouvelée et entraînée avec elle.

Or, on devine de suite les effets que peut éprouver
l'organisme humain, quelque étendue que soit sa flexibilité originelle, au milieu de ces courants d'air chaud
et sec, d'air humide et froid, qui fondent constamment
sur lui de tous les points de l'horizon.

Dans de pareilles conditions, il suffit de la prédisposition la plus légère pour que la phthisie pulmonaire
se développe, et lorsqu'elle est formée, il est presque
impossible qu'elle ne s'aggrave pas de jour en jour,
sans trève ni merci.

Les climats maritimes des régions tempérées n'ont
pas les mêmes inconvénients et sont autrement avantageux à la santé. Ordinairement abrités du côté des
terres par un rideau de montagnes plus ou moins élevées, ils sont en même temps adoucis par les brises
périodiques qui viennent de la mer. L'atmosphère y
est tiède, sans être chaude, et il n'y a que de faibles
variations. Aussi les affections pulmonaires chroniques y ont été toujours peu répandues, et il a fallu
une prédisposition très-puissante pour amener leur

formation. De plus, le voisinage de la mer a été regardé, dès la plus haute antiquité, comme pouvant
modifier très-heureusement l'état tuberculeux des poumons.

Les bords de la mer, dit Laënnec [1], principalement
dans les climats doux et tempérés, sont sans contredit les lieux ou l'on a vu guérir un plus grand nombre
de phthisiques. Le témoignage des anciens s'accorde
sur ce point avec celui des modernes. Arétée con-
seillait aux poitrinaires la navigation et l'air de la mer;
Celse leur indiquait, comme le moyen le plus convé-
nable, les voyages en Italie et en Égypte.

Laënnec était si convaincu des bons résultats que
l'on pouvait obtenir de l'habitation des bords de la
mer, dans le traitement de la phthisie, qu'il imagina
de reproduire dans une des salles de l'hospice confié
à ses soins, une atmosphère marine à l'aide du varec
ou goémon frais, *Fucus verrucosus*. Douze malades
phthisiques furent soumis à ce traitement pendant
quatre mois. Chez tous, la maladie resta stationnaire,
et chez quelques-uns, l'amaigrissement et la fièvre
hectique diminuèrent même sensiblement. Neuf d'entre
eux, se croyant guéris, ne voulurent pas rester plus
longtemps à l'hôpital; mais l'auteur s'empresse d'a-
vouer qu'à ses yeux, un seul donnait des espérances
réelles de guérison. Le varec nous ayant manqué au

[1] Ouvrage cité, pag. 276

printemps, ajoute-t-il, à raison des difficultés de son transport, dès ce moment la maladie reprit une marche rapide sur les trois malades qui restaient, et les conduisit promptement au terme fatal.

Cet essai n'a pas une grande valeur, les émanations du varec ne pouvant pas à elles seules constituer une atmosphère maritime et tenir lieu du séjour à la mer; mais enfin, si les bords de la mer exercent une action salutaire, préventive, palliative et curatrice, sur la phthisie, comme toutes les recherches tendent à le démontrer, y a-t-il un lieux mieux disposé que Madère pour en ressentir l'influence? Sa situation au milieu de l'Océan, sa petite étendue qui permet à l'air de la mer de l'envelopper de toutes parts, font de cette île une des stations médicales maritimes des plus sûres.

Notez que Madère tire encore un avantage incontestable de son éloignement et de la longue navigation à laquelle il est indispensable de se soumettre pour s'y rendre. Les voyages, la navigation, même avec les incommodités, les désagréments, et parfois les périls qui les accompagnent, ne sont-ils pas les adjuvants utiles des climats les plus vantés ?

Toutes nos connaissances cliniques s'accordent à montrer la phthisie pulmonaire comme une affection profonde, générale, constitutionnelle, atteignant la vie dans sa source ; et, lors même qu'elle est accidentelle et locale à son début, on sait bien que ce n'est que momentané, qu'elle s'étend rapidement, qu'elle se généralise au plus vite, et qu'elle ne tarde pas à revêtir au plus tôt le caractère cachectique. Or, peut-on espérer quelque succès positif dans son traitement, si on ne cherche à agir sur toute l'économie ? Peut-on s'attendre rationnellement à prévenir, à retarder ou à guérir cette redoutable affection, si on ne transforme, pour ainsi dire, la constitution par un ensemble de moyens complexes et variés ?

Dans ce cas, nous ne sachons pas qu'il existe de moyen aussi puissant pour produire un pareil effet, quoique M. Jules Rochard [1] en dise le contraire, que la navigation entreprise en temps opportun, selon de bonnes conditions, dans des parages en-deçà ou au-delà des tropiques. Le fait est hors de doute pour quiconque a navigué, et quand on a observé les changements physiques et moraux résultant de longues traversées.

En outre de l'action spéciale de l'atmosphère maritime sur les personnes phthisiques, il faut tenir compte du mal de mer, du changement complet d'habitudes, de nourriture, d'exercice, d'air ; de la vie particulière que l'on mène à bord des bâtiments, de ces mille impressions que suscitent les accidents de la traversée : les orages, les tempêtes, les calmes plats ; du spectacle majestueux, grandiose du ciel et de l'eau, qui s'offre constamment aux regards sous mille aspects

[1] Mémoires de l'Académie impériale de médecine, tom. V ; 1856.

variés toujours nouveaux. Où trouverait-on dans un si mince réduit, sous un espace si étroit, une réunion de tant d'influences modificatrices qui puissent égaler celles-là !

Maintenant si, à cette puissante préparation, poursuivie à l'aide de changements successifs, variés et répétés, vous ajoutez le séjour sous un climat favorable comme celui de Madère, au milieu d'une chaleur douce et vivifiante, dans une atmosphère claire et limpide, dans un lieu toujours vert, où l'on peut respirer à pleine poitrine et en toute saison un air pur, suave et fortifiant ; à quelles transformations organiques et vitales ne pouvez-vous pas prétendre, surtout avec le temps ? Nous disons *avec le temps* avec intention ; car les modifications physiques et morales des êtres vivants, si promptes quelquefois à se manifester, ne sont réelles et durables qu'autant que la cause productrice persiste dans son action, se renouvelle d'une manière continue. Le temps, à cet égard, est une condition de réussite *sine qua non.*

En dernière analyse, de quelque côté qu'on envisage l'étude des climats appliquée au traitement des affections chroniques et de la phthisie, sous le rapport des conditions météorologiques, géologiques et hygiéniques, relativement à la température, à l'hygrométrie, à la pression barométrique, aux variations et aux changements de l'atmosphère, à la position géographique des lieux et à la manière d'y arriver et d'y vivre, ou même sous tous ces points de vue à la fois et dans leur ensemble , Madère s'offre toujours à nos raisonnements comme devant être un des plus favorables et des plus utiles.

Ici, pas le moindre excès d'aucune nature : température douce et uniforme , chaleur de l'été tempérée par la verdure d'une végétation luxuriante et par les brises de la mer, hiver plutôt chaud que froid , succession de jours clairs et beaux, transitions insensibles , et en réalité printemps perpétuel , ni trop sec ni trop humide , avec une pression barométrique constamment assez élevée , et tous les éléments d'une salubrité parfaite. Où peut-on dès-lors rencontrer un concours de circonstances climatériques plus heureuses , pour les gens faibles et maladifs , pour les valétudinaires et pour les phthisiques ?

Si les observations météorologiques et hygiéniques doivent nous donner la théorie exacte des climats ; si les chances de voir une diathèse, une cachexie, une maladie chronique , empêchées dans leurs développements, retardées dans leurs progrès , ou arrêtées définitivement et détruites , croissent avec les différences qui séparent les conditions du milieu nouveau, de celles qui ont favorisé la production , la marche et les tendances funestes des lésions que l'on veut combattre ; si, en vertu de la loi *contraria contrariis* , une forte pression barométrique, une douce température, une certaine égalité de l'atmosphère , une exacte pondération de la sécheresse et de l'humidité de l'air, sont les conditions fondamentales pour prévenir ou guérir les tubercules pulmonaires, nous pouvons soutenir, d'ores et déjà, que Madère est le meilleur climat du monde pour les phthisiques; ou du moins, avec plus de réserve jusqu'à plus ample information, nous devons pouvoir dire que toutes les présomptions sont en sa faveur. La certitude la plus complète viendra en temps et lieu, et la démonstration du problème ne peut que gagner à suivre les règles patientes et laborieuses de la méthode.

Un grand nombre de médecins, tant anciens que modernes, avaient remarqué que les fièvres intermittentes, quand elles n'étaient pas malignes, semblaient dépurer l'organisme des mauvais levains, et disposaient à la longévité. Quelques-uns avaient attribué à ces fièvres une espèce d'immunité vis-à-vis de certaines maladies et épidémies éventuelles. C'est au point qu'on avait hésité parfois de les combattre, et de là ce proverbe anglais : *An ague in spring is fit for a king.* Well, spécialisant la question, assura que la phthisie pulmonaire ne sévissait point là où on rencontre des fièvres intermittentes et *vice versâ* [1]. Depuis, M. Boudin a converti cette assertion en loi, sous le nom d'antagonisme pathologique.

Nous n'avons pas à discuter ici le principe d'après lequel il y aurait, en raison de l'indemnité même de

---

[1] *Med. and. chir. trans.*, tom. III, nº 32.

certaines manifestations pathologiques, incompatibilité
plus ou moins absolue de coexistence pour un autre
ordre de maladies dans la même localité ; car ce principe a été mal posé ou il conduit à l'absurde. Il s'agit,
pour nous, d'examiner tout simplement le prétendu
fait antagonistique de la phthisie et de la fièvre palu-
déenne, à cause de son importance pour le choix des
climats dans l'espèce.

M. Boudin l'a formulé dans les propositions suivantes :

1° La phthisie pulmonaire est, tout égal d'ailleurs,
plus rare parmi les habitants des localités maréca-
geuses ;

2° Les localités dans lesquelles la phthisie se montre
fréquente, sont remarquables par la rareté des fièvres
intermittentes et endémiques ;

3° Les malades atteints de tubercules pulmonaires
au premier degré éprouvent également du soulagement,
sous l'influence du séjour dans une localité marécageuse ; on y a même, plusieurs auteurs l'affirment,
constaté des cas de guérison.

4° Par suite de la suppression de marais ou de
leur conversion en étangs, on a vu l'endémicité des
fièvres intermittentes remplacée par la phthisie pulmonaire, dans certaines localités où cette maladie était
inconnue précédemment, et dans lesquelles les tuberculeux venus du dehors trouvaient autrefois du soulagement.

13

Et voici la conclusion qu'il en déduit :

La cause de l'immunité pour la phthisie tuberculeuse, dans les pays à fièvres miasmatiques, doit être
cherchée avec quelque vraisemblance, dans la modifi-
cation de l'organisme par le miasme paludéen [1].

La conséquence pratique qui en découle est celle-ci:

Le climat le plus propre aux phthisiques est celui
où l'atmosphère est viciée par le dégagement des effluves
marécageux. Le moins convenable de tous est celui où
les endémies miasmatiques ne peuvent pas se former.
Et par suite, si vous avez quelque motif sérieux de
craindre l'éclosion des tubercules pulmonaires, ou si,
déjà atteint, vous voulez trouver un soulagement à vos
maux et peut-être la guérison, n'allez pas dans un
milieu sain et pur, exempt de fièvres paludéennes,
comme Madère par exemple ; dirigez-vous vers le
Mexique, plongez-vous en plein foyer de pestilence.
Vous cherchiez la santé, vous trouverez la mort, mais
vous serez préservé de la phthisie pulmonaire : heureuse compensation !

Comment une énormité aussi prodigieuse n'a-t-elle
pas arrêté le paradoxe tout court?

Les chiffres prouvent, dit-on, que la phthisie diminue à mesure que les fièvres deviennent plus fréquentes.

Cela est vrai si l'on va du nord au midi, de l'inté-

[1] Essai de géographie médicale, pag, 86,

rieur des terres, du désert ou des montagnes vers la mer.

Cela est faux, à mesure que l'on remonte vers les pôles ou que l'on s'enfonce dans la profondeur des continents, dans certains endroits montueux et au milieu des forêts, où l'on rencontre à chaque instant des endémies de fièvres intermittentes marchant de coïncidence avec les consomptions pulmonaires.

Ce simple rapprochement, réduit à sa dernière expression, aurait dû faire réfléchir les esprits les plus prévenus.

Avec un peu d'attention, il est facile de voir que, dans les pays à fièvres où la phthisie est rare, cette immunité tuberculeuse ne saurait dépendre des fièvres elles-mêmes, ou de la présence des marais, ou de l'intoxication miasmatique, ou d'une espèce d'opposition mystérieuse entre les fièvres intermittentes et la diathèse tuberculeuse.

La preuve, c'est que cet avantage n'existe d'une manière plus ou moins prononcée, que dans les pays à fièvres des contrées méridionales, à l'embouchure des grands fleuves de l'Europe, des Amériques et de l'Asie, qui ne gèlent jamais, sur les bords de la mer.

La signification de ces faits est bien claire.

Dans les cas dont nous parlons, l'absence ou la rareté de la phthisie dépend de la réunion ou de l'ensemble des conditions climatériques et hygiéniques qui appartiennent ordinairement aux localités méridionales ou maritimes. Il y a peu de phthisiques ici, à cause de la douceur de la température, à cause de la beauté, de la sérénité du climat; il y a, au contraire, beaucoup de fièvres intermittentes, parce que ces pays sont couverts de marais et de flaques d'eau stagnante. Mais les fièvres ne préservent pas de la phthisie, et, le climat restant le même, avec les marais de moins vous n'observerez pas un phthisique de plus, et vous serez délivré des endémies paludéennes.

L'accumulation des eaux par des débordements ou par des pluies immodérées, les eaux ramassées et entretenues à l'état de stagnation dans l'intérêt de l'industrie et pour certaines cultures, engendrent des fièvres intermittentes partout où elles se trouvent, jusque dans les montagnes les plus élevées. Les maladies chroniques de poitrine, si elles étaient fréquentes dans ces lieux par la nature du climat, continuent de s'y développer comme de coutume. Les fièvres s'y surajoutent, et deviennent même assez souvent une cause puissante de consomption et de phthisie, au lieu d'en délivrer les habitants.

Aussi, quoi que l'on ait dit, les fièvres paludéennes ne jouissent d'aucune immunité, relativement au développement et aux progrès de la phthisie pulmonaire; les pays à fièvres n'ont d'autre avantage, au sujet de cette maladie, que celui qui résulte de la constitution générale de leur climat, ordinairement chaud ou tempéré.

Il n'y a donc pas lieu à s'arrêter à la considération des endémies paludéennes, en ce qui concerne la détermination des climats propres aux phthisiques ; et, toutes choses égales d'ailleurs, entre plusieurs localités également réputées favorables, on doit choisir celle qui est la plus saine, la plus salubre sous tous les rapports, pour y envoyer les malades atteints de phthisie.

C'est assez dire que Madère continue de mériter notre préférence. La fièvre intermittente ne s'y rencontre jamais, et la phthisie pulmonaire y est assez rare : celle-ci à cause des attributs de son climat, celle-là par l'absence de toute espèce de marais, d'étangs, ou de flaques d'eau croupissante.

En outre de ces considérations de climat, si avantageuses pour l'île de Madère, Funchal, la capitale de l'île, n'offre comme ville aucune de ces modifications anti-hygiéniques que tous les auteurs sans exception regardent comme des causes plus ou moins actives de phthisie pulmonaire, et à la réunion desquels on attribue généralement les énormes proportions de phthisiques que l'on compte dans les grands centres de population. C'est ainsi que cette maladie, épouvantable et funeste entre toutes, emporte le tiers des habitants à Londres ; qu'elle en enlève le cinquième et même le quart, à Paris, au milieu de la civilisation la plus raffinée ; qu'elle en fait périr le sixième à Philadelphie.

Tout converge donc vers cette même opinion, qui arrive toujours sous notre plume, à savoir : que Madère, et Funchal en particulier, paraît être le pays du globe le plus favorable aux phthisiques, en même temps qu'il jouit de la salubrité la plus parfaite.

CHAPITRE II

De l'utilité du climat de Madère sur la phthisie.

———

Mais c'est assez de présomptions, toutes plus avantageuses les unes que les autres ; et maintenant reprenons l'examen de la question sur une base plus péremptoire et plus décisive, afin que nous puissions établir définitivement, et sans la moindre réticence, l'utilité du climat de Madère contre les affections pulmonaires chroniques et la phthisie.

Qu'avons-nous à faire pour conduire cette entreprise à sa fin ?

Le problème ne peut être resolu, s'il est susceptible d'une solution immédiate, que par la démonstration en règle :

1º De l'état de la phthisie parmi la population indigène de Funchal et de ses environs ;

2º Des effets que le séjour plus ou moins prolongé de l'île détermine chez les étrangers phthisiques qui se rendent dans ce pays pour y chercher un adoucissement à leurs maux, la guérison, ou tout au moins un temps d'arrêt dans la succession des accidents et

l'éloignement aussi indéfini que possible de la catastrophe dont ils sont menacés.

Pour ne rien négliger de ce qui peut concourir à
éclaircir les esprits, nous y joindrons un examen com-
paratif de ce qui se passe à Funchal, avec les résultats signalés dans les stations les plus accréditées
contre la phthisie.

Nous obtiendrons ainsi le degré d'utilité absolue et
relative de Madère.

Quel est l'état de la phthisie à Madère ? Quels sont
les rapports de cette maladie au nombre des habitants,
à celui des autres affections morbides, à la mortalité
générale?

L'opinion publique n'a jamais varié à ce propos ;
elle a été toujours unanime pour proclamer le peu de
fréquence de cette maladie parmi les indigènes.

Le sentiment des praticiens du pays est conforme
à la voix publique. Ils peuvent varier d'un peu plus
ou d'un peu moins ; mais ils s'accordent tous à reconnaître qu'elle est peu commune d'une manière absolue,
et surtout qu'elle est infiniment rare eu égard à ce que
l'on raconte de beaucoup d'autres localités. Leur expérience, qui est faite depuis longtemps à ce sujet, n'a
jamais été en défaut, et elle a été en se confirmant et
en se fortifiant de jour en jour.

D'un autre côté cependant, quelques médecins
étrangers affirment avec la même assurance que la
phthisie est très-fréquente à Madère, qu'elle n'y épar-

gne pas les habitants, et qu'elle y atteint parfois des familles entières. Ce sont exclusivement des médecins anglais qui parlent ainsi.

Le premier d'entre eux en date qui ait exprimé une pareille assertion, est le docteur Gourlay. Il ne veut pas en faire un argument pour déprécier et nier l'utilité du climat de l'île sur les malades étrangers, mais c'est tout comme ; car ceux de ses compatriotes qui ont adopté cette manière de voir, n'ont pas manqué d'invoquer son témoignage et d'en tirer les conséquences qui en découlent.

Du reste, voici ses propres paroles : « Madère, par l'uniformité de sa température et la pureté de l'atmosphère, a été depuis longtemps et continue à être le refuge favori des phthisiques du nord de l'Europe. Là, ces malheureuses victimes échappent à l'hiver de leur climat et obtiennent la suspension de leurs souffrances, ce qu'un lieu si favorisé peut bien produire. Mais, si bienfaisant que soit ce climat pour les phthisiques du dehors, il n'en est pas moins vrai qu'il n'y a pas d'affection plus fréquente parmi les indigènes que la phthisie. Les personnes des deux sexes et de toute condition en sont victimes. L'espèce prédominante est celle qui a des rapports avec la scrofule. Au début, elle a la forme d'un catarrhe léger ; mais quand les symptômes vraiment pulmonaires se manifestent, les progrès en sont plus violents et plus rapides que dans les climats froids. Les enfants y sont également sujets

au carreau ou *tabes* mésentérique , et on rencontre
chez eux des tubercules pulmonaires conjointement
avec ceux des ganglions mésentériques. C'est principalement sur les malades étrangers, venus d'Angleterre, que se fondent mes idées sur cette triste maladie, ainsi que mon expérience du traitement. »

Comprenne qui pourra! Voilà un lieu très-favorisé
pour les phthisiques, où la phthisie est très-répandue
avec la scrofule et le carreau; un climat très-bienfai-
sant pour les étrangers, qui produit la suspension de
la maladie chez eux ou qui les guérit, alors qu'il active
la phthisie des indigènes avec une violence inouïe.

Après çà, ne demandez pas de preuves au docteur
Gourlay; en véritable Anglais qu'il est, il veut être
cru sur parole. De statistiques, de comparaison nu-
mérique, soit de la mortalité de la phthisie avec les
autres maladies, soit de sa fréquence avec celle d'autres pays, il n'y a pas l'ombre dans son ouvrage. Il
dit , et c'est assez. Il est vrai qu'il se hâte d'ajouter,
comme naïveté, comme correction ou comme explication, que ses observations se rapportent plutôt aux
phthisiques de sa nation en traitement à Madère,
parmi lesquels il exerçait la médecine.

L'aveu, nous l'enregistrons, car il confirme tout
ce que l'on a avancé de plus laudatif sur le climat de
Madère vis-à-vis des phthisiques étrangers, et là, l'auteur parlait en praticien et en homme d'expérience.
Nous en tenons compte également dans ce sens, qu'il

nous avertit lui-même de ne pas nous arrêter à son appréciation sur l'état de la phthisie chez les indigènes, attendu que l'on n'a pas étudié et que l'on n'a vu que très-superficiellement ou en passant : « *C'est principalement sur les malades étrangers, venus d'Angleterre, que se fondent mes idées sur cette triste maladie,* ainsi que mon expérience du traitement. »

Le docteur Mason a soutenu la même opinion de la fréquence de la phthisie à Madère, se fondant sur sa propre expérience et sur celle de son prédécesseur ; et, sans écrire ouvertement que ce climat soit mauvais ou inutile contre cette maladie, il se plaint de son inégalité et de sa grande humidité qui, selon lui, seraient des conditions très-préjudiciables dans certains cas. Enfin, il englobe Madère dans une espèce de réprobation générale.

« Je suis disposé, dit-il, d'après une expérience personnelle, à corroborer l'opinion de Gourlay : que la phthisie et la scrofule sont fréquentes à Madère, et à croire que les affections gastro-intestinales y sont très-communes et les principales causes de la mort de la majorité des habitants. D'après ce que les auteurs ont dit de la salubrité de ce pays, on pourrait penser que les maladies y règnent à peine, tandis qu'en recherchant scrupuleusement ce qui a lieu à cet égard, peu de pays sont plus exposés aux maladies générales, et nous soupçonnons également que la durée moyenne de la vie y est plus courte que dans notre propre pays. »

Autant d'erreurs que de mots dans ce court passage.

Un peu plus loin il cite Gourlay ; mais , comprenant le tort que pouvaient faire aux idées qu'il voulait propager, le premier et le dernier paragraphe de l'article que nous avons donné textuellement et en entier, il a soin de les supprimer, pour ne conserver que ce qu'il y a de favorable à l'île. On est jugé lorsque l'on a recours à des expédients aussi peu honnêtes, dans des discussions scientifiques.

Quant à son expérience personnelle, elle ne pouvait être que bien fragile et bien insuffisante, et elle fut faussée par les malheurs de sa position.

Mason avait ressenti les premières atteintes d'une phthisie pulmonaire, en Angleterre , et il s'était rendu à Madère , d'après les conseils de sir J. Clark ; mais il perdit sept semaines dans son voyage, par la maladie d'un parent qui l'accompagnait ; en sorte que son mal était avancé quand il arriva dans l'île. Nous avons dit ailleurs comment il s'y était installé : dans une maison malsaine, humide, mal exposée, dans le plus mauvais quartier de la ville ; il rencontra une année exceptionnellement humide et pluvieuse. Que fait-il une fois fixé? Au lieu de se livrer aux promenades, à l'exercice en plein air, et de chercher à fortifier le corps par tous les moyens possibles , il s'enferme dans son domicile, il se livre avec ardeur aux travaux du cabinet, il compose son ouvrage, où il insiste particulièrement sur la partie hygrométrique. L'idée que l'humidité influait sur sa maladie le conduisit peut-être à diriger ses recherches vers ce point de la météorologie ; et, contradiction étrange ! il s'enveloppa d'humidité, il vécut dans l'humidité ; aussi sa santé délicate et chancelante s'affaiblit-elle de plus en plus, et ce résultat, qu'il aurait dû prévoir, qu'il aurait sans nul doute cherché à prévenir chez tout autre, il semble le provoquer sur lui-même, afin de pouvoir écrire «que le climat de Funchal, extrêmement humide, n'offre sous ce rapport aucun avantage sur celui de Londres, et qu'il ne convient certainement pas contre les affections chroniques de poitrine et pour les constitutions qui réclament une atmosphère sèche ou moins saturée d'humidité. »

En quittant Funchal, Mason fut à Nice, où il succomba quinze jours après son arrivée, à l'âge de vingt-sept ans.

On peut presque dire que ce malheureux jeune homme ne savait de Madère que ce qu'il avait appris dans son cabinet, avec ses instruments de physique et en compagnie de ses livres. Son appréciation du mouvement pathologique de l'île et de l'influence générale du climat sur la phthisie ne mérite aucune créance, étant resté constamment en dehors de ce qui se passait autour de lui. C'est le cri du mal qui l'étreint, et ce cri est plus agressif à mesure que les illusions disparaissent.

Le docteur Kampfer [1] est parti, lui aussi, de cette

----

[1] In Zeitschrift für die gesammte Medicin mit besonderer Rücksicht

circonstance que la phthisie est fréquente parmi les indigènes, pour prouver le peu d'utilité de ce climat contre cette maladie. Mais ce qu'il y a de curieux, c'est que, contradictoirement à Mason, qui revient toujours sur les inconvénients de l'humidité de Funchal, Kampfer attribue les dangers du pays à la grande sécheresse de l'air. « Dans mon opinion, dit-il, Madère mérite une considération particulière, à cause de la sécheresse notable de l'atmosphère, préjudiciable aux maladies nécessitant un milieu humide et relâchant, et aux affections de poitrine accompagnées d'une grande sécheresse des bronches, comme je l'ai éprouvé[1]. »

Le docteur Burgess[2] a répété la même chose, et toujours sans fournir la moindre preuve à l'appui de son assertion.

Le docteur Cotton[3], dans le chapitre où il parle du changement de climat, dit aussi la même chose que Mason, duquel il cite quelques lignes *choisies*, et il termine en disant que Madère non-seulement ne vaut rien pour les phthisiques, parce qu'il y *a perdu un ami*, mais aussi parce que la liberté des cultes n'y est pas permise[4] !

auf Hospitalpraxis und auslandische Literatur. Hambourg, 1847, tom. I et II.

[1] Ouvrage cité, tom. I, pag. 22.

[2] *Climate of Italy in Relation to pulmonary comsumption.* London, 1852.

[3] *On consumption.* London, 1852.

[4] Ouvrage cité, pag. 253.

Nous pourrions opposer à ce sentiment, sur lequel on revient sans cesse dans certains recueils anglais, l'opinion d'hommes sérieux, recommandables par leur sincérité et par leur talent. C'est ainsi que Mousinho de Albuquerque, dont le caractère franc et loyal est bien connu, déclare nettement que la phthisie est relativement rare à Madère. Macualy dit également que l'on voit peu de phthisiques indigènes dans le pays. C'est encore l'opinion de sir J. Clark, dont les travaux en climatologie sont si estimés du monde savant.

Mais laissons là toute défense qui consisterait seulement à vanter, comme toute attaque qui ne s'applique qu'à dénigrer systématiquement; car ces deux moyens de pour et de contre, quels que soient les mobiles qui les dirigent, ne peuvent aboutir à rien de fixe et de réel. Et, dans un sujet aussi important, allons droit au but, au fait lui-même.

En l'absence de statistique des maladies auxquelles les habitants de l'île succombent, et de données officielles propres à les établir, on a dû se contenter du mouvement des hôpitaux de Funchal.

Avant 1838[1], les registres de ces hopitaux ne mentionnent que fort peu de cas de phthisie. Ce n'est pas qu'ils aient été préparés dans le but déterminé de fournir des résultats favorables à cet égard, car on

---

[1] C'est l'époque à laquelle mon père a commencé à faire le service clinique de l'Hôpital Général, ou la *Miséricorde.*

ne songeait même pas alors à faire de la statistique
et à préparer ces matériaux pour l'avenir ; mais comme
il y a des négligences sur d'autres points, il ne serait
pas étonnant qu'il en eût été de même sur celui-ci,
et, dans le doute, nous préférons ne pas nous en
servir.

A partir de cette époque il n'en est plus ainsi, et la
régularité qui s'y voit partout doit nous inspirer toute
confiance.

De 1838 à 1858 inclusivement, soit pendant vingt
et une années consécutives, on trouve à l'Hôpital-Général de Funchal les proportions suivantes de phthisie
pulmonaire aux autres maladies :

En 1838,	8 phthisies sur	1034 malades.
1839,	6 —	1040 —
1840,	8 —	1038 —
1841,	14 —	977 —
1842,	6 —	696 —
1843,	8 —	600 —
1844,	9 —	791 —
1845,	6 —	613 —
1846,	14 —	850 —
1847,	12 —	912 —
1848,	9 —	794 —
1849,	7 —	557 —
1850,	15 —	778 —
1851,	12 —	684 —
1852,	10 —	595 —
1853,	16 —	798 —
1854,	11 —	779 —

1855,   7 phthisq. sur   897 malades.
1856,   6   —.   1955[1] —
1857, 14   —   1515   —
1858, 20   —   1020   —

TOTAL... 216 phthisiq. sur 17,645 malades.

Ce qui donne 1 phthisique sur 84 malades ; proportion très-favorable d'une manière absolue.

Cette proportion est surtout magnifique si on la compare à celle que fournit l'hôpital *S. José*, de Lisbonne, notre métropole.

De juillet 1844 à la fin de juin 1850, ou pour six années, M. Barral a compté 1448 phthisiques sur un total de 76,867 malades, soit 1 phthisique sur 53 malades, ce qui est presque le double qu'à Funchal.

Pour éviter l'erreur qui peut naître de la difficulté du diagnostic dans quelques circonstances, avec les bronchites et les pneumonies chroniques, M. Barral[2] a eu l'idée de réunir ces trois sortes de maladies dans chacun de ces établissements, et d'en opérer la différence comparative.

Or, jusqu'en 1849[3], il a obtenu 112 cas des trois

[1] Parmi les malades qui sont entrés à l'hôpital pendant cette année, il faut en compter 1134 qui étaient atteints de choléra-morbus.

[2] Ouvrage cité, pag. 175.

[3] N'ayant pas devant nous tous les renseignements statistiques désirables, nous ne faisons cette comparaison que jusqu'à l'année 1849.

14

maladies sur 9,884 malades, c'est-à-dire 1 sur 53 ;
tandis qu'à Lisbonne, dans l'espace de trois ans, il a
trouvé 1,431 cas de ces affections pulmonaires sur
39,545, ou 1 sur 27 malades ; différence encore
plus sensible en faveur de Madère.

Si on remanie ces chiffres en vue de la proportion
de la mortalité de la phthisie avec la mortalité générale, on a 61 décès par phthisie sur 1,532 à Funchal, ou 1 sur 25 décès, lorsque Lisbonne donne
1,150 cas de phthisie pulmonaire sur 12,056 décès,
ou 1 sur 10. La différence se soutient toujours de
plus du double à l'avantage de Funchal.

Y-a-t-il lieu de supposer que cette proportion se
conserverait pour toute la population de Funchal ? Il
est probable que la mortalité est beaucoup moindre
dans la pratique de la ville de Madère, parce que les
malades atteints de maladies chroniques ne vont guère
ici à l'hôpital qu'en désespoir de toute ressource, et
le plus souvent pour mourir. Au moins, les choses
se passaient ainsi autrefois, et nous sommes persuadé
qu'une statistique générale, remontant à plusieurs
années, démontrerait que la mortalité causée par la
phthisie est infiniment moins élevée en ville qu'à
l'hôpital.

Les proportions de cette mortalité sont encore bien
plus avantageuses, quand on les met en regard avec
celles des villes suivantes, établies comme il suit par
M. le professeur Andral :

Stockholm	1 : 16
Berlin	1 : 15
Vienne	1 : 11
Munich	1 : 10
Londres, plus de	1 : 5
Paris	1 : 5
Marseille	1 : 4
Genève	1 : 6
Naples	1 : 8
Rome	2 : 20

Selon M. Nepple, elle est du quart des décès à Brest, à Toulon, et à Rochefort. M. Gintrac estime celle de Bordeaux au cinquième. La proportion de Gênes est du sixième, d'après M. Journé. M. Rufz a rencontré ce dernier chiffre à la Martinique, et M. Levacher à peu près le même aux Antilles. Elle ne s'élève pas au-dessus du vingtième à Alger, et elle reste au-dessous de 1 sur 16 à Constantine.

D'après sir J. Clark, elle est parmi les troupes, de 1 sur 3 en France, en Angleterre et dans les Indes occidentales (indigènes); de 1 sur 4 au Canada; de 1 sur 5 chez les Européens aux Indes occidentales, de 1 sur 6 dans les garnisons du littoral de la Méditerranée; de 1 sur 7 au cap de Bonne-Espérance. Dans la Nouvelle-Galles du Sud et aux Indes orientales, elle monterait de 1 sur 35; mais seulement pour les soldats d'Europe.

La rareté de la phthisie à Madère n'est-elle pas constatée suffisamment; le rang que l'île occupe dans ce rapport, parmi les différents pays, peut-il être plus favorable?

Dans un travail récemment publié par M. Garimond, professeur-agrégé de cette Faculté de médecine [1], et entrepris dans l'intention de relever le climat de Montpellier des injustes accusations auxquelles il est en butte depuis quelque temps, précisément à propos de son influence sur les santés débiles et les constitutions phthisiques, l'auteur nous offre une statistique d'une exactitude remarquable. Elle comprend une période de seize années, de 1841 à 1856 inclusivement, et sa valeur est d'autant plus grande que les diagnostics sont portés en présence d'élèves nombreux, et que presque toutes les autopsies sont faites sous les yeux des professeurs de clinique.

Le tableau n° 1 représente les décès par phthisie comparés, par mois et par saisons, aux entrées et aux décès par toute autre maladie, qui ont eu lieu dans les salles de l'Hôtel-Dieu Saint-Éloi consacrées aux civils.

Or, nous y voyons pour résultat général :

317 phthisiques décédés, sur 1,709 morts et sur 27,354 malades ; ce qui donne 1 phthisique décédé sur plus de 5 décès (5,39), et sur 86 malades.

---

[1] Statistique des hôpitaux de Montpellier, au point de vue de l'influence du climat, sur le développement et la marche de la phthisie pulmonaire. (*Montpellier médical*, tom. II, pag. 106.)

Cette proportion est sans doute plus avantageuse que celle des hôpitaux de Paris, lesquels donnent 1 sur 3 et 3,25, d'après les renseignements fournis par les médecins du Bureau central[1]; mais elle reste au-dessous de celle de Madère.

Est-il besoin de nouvelles preuves?

Nous pouvons citer le mouvement de l'hôpital de la princesse *Dona Maria-Amelia*, de cet établissement consacré spécialement aux affections chroniques de poitrine, et institué en mémoire de la vertueuse princesse de ce nom, par la piété de S. M. l'Impératrice douairière du Brésil, son Auguste mère.

Les vingt-quatre lits qu'il contient n'ont jamais été tous occupés simultanément que deux fois, malgré la facilité des réceptions, le séjour prolongé des malades et l'envoi de quelques-uns du Portugal, du Brésil, de Gôa (Indes portugaises) et des îles voisines.

Voici le mouvement, année par année :

ANNÉE 1853.— Du 10 juin 1853, jour de l'ouverture de l'hospice, jusqu'au 31 décembre de la même année, on y compte 36 malades en tout.

Sur ce nombre de 36 malades, il y en a 54 de Madère,
1 de Lisbonne,
1 de Gôa.
_____
56

[1] Bulletin de l'Académie de médecine, tom. III, pag. 551.

22 étaient atteints de phthisie pulmonaire,
12   —   de bronchite chronique,
2   —   de pleuro-pneumonite.
───
36

De ces malades, 19 sont sortis guéris,
5 ont éprouvé une grande amélioration,
7 étaient sensiblement soulagés,
5 sont morts.
───
36

Parmi les individus guéris, il y avait un phthisique au premier degré.

Un phthisique au deuxième degré est compté parmi les améliorés.

Un phthisique du deuxième degré et six du troisième degré forment la catégorie des soulagés.

Les cinq morts étaient tous des phthisiques déjà arrivés à la dernière période.

Dix malades restèrent à l'hospice en cours de traitement.

ANNÉE 1854. — Cette année compte 65 malades : 39 hommes et 26 femmes.

Il y eut 55 admissions et 10 malades restants, qui se trouvent par conséquent mis en ligne une seconde fois.

60 de ces malades étaient de Madère,

  3 de Lisbonne,

  1 de Porto,

  1 de Gôa.

  —————

 65

Relativement à la nature de l'affection :

40 étaient phthisiques,

  3 avaient une laryngite chronique,

  2 une pneumonie chronique,

  1 une phthisie laryngée,

  1 une broncho-pneumonie chronique,

  1 pleuro-pneumonie chronique,

17 une bronchite chronique.

  —————

 65

Il en sortit....	17	guéris,
— —	19	améliorés,
— —	8	soulagés,
Il en mourut..	14	
Restants......	7	
Total.....	65	

Un des guéris était atteint de phthisie au premier degré.

Les 8 soulagés étaient tous au dernier degré de leur maladie.

Des améliorés, 8 figuraient au nombre de ceux de la deuxième période, et 6 en étaient encore à la première.

Sur les 14 morts, 11 phthisiques étaient dans le marasme et en pleine consomption, au moment de leur entrée à l'hôpital ; des cavernes avaient envahi presque la totalité d'un des lobes supérieurs du poumon, ou même les deux lobes en grande partie. Un, atteint de bronchite, offrit des abcès dans le tissu parenchymateux du poumon. Un autre présenta des ulcérations tuberculeuses dans le larynx et au commencement de la trachée. Le dernier, qui avait une pneumonie depuis très-longtemps, montra à l'autopsie une induration squirrheuse du poumon gauche très-étendue, six pouces de long sur trois de large.

ANNÉE 1855. — Le mouvement de cette année porte sur 80 malades en traitement : 73 nouveaux et 7 de l'année dernière.

Il y avait 50 hommes et 30 femmes.

> 73 étaient de Madère,
> 4 de Lisbonne,
> 2 de Porto-Sancto,
> 1 de Porto.
> ————
> 80

4 de ces malades figurent deux fois dans la statistique générale, parce qu'étant sortis améliorés, ils ont éprouvé une rechute et sont rentrés à l'hospice.

59 malades étaient atteints de phthisie pulmonaire,
.28 de bronchite chronique,
  5 de pneumonite chronique,
  1 de pneumonite chronique terminée par abcès ,
  2 de pleuro-pneumonite chronique ,
  1 de broncho-pneumonite chronique,
  1 de congestion pulmonaire avec hémoptysie ,
  1 de pleurite chronique ,
  2 de bronchite asthmatique ,
  2 de laryngo-trachéite chronique.
_____
  80

, A la fin de l'année il y avait :

19 malades guéris ,
26 d'améliorés ,
 6 soulagés,
15 morts ,
16 restaient pour continuer leur traitement.
_____
  80

Parmi les guéris, 1 était dans le premier degré de phthisie.

Des améliorés, il y avait 5 phthisiques du troisième degré, 6 dans le deuxième degré et 2 dans le premier.

Des soulagés, 5 étaient arrivés au dernier degré de phthisie, et 1 était dans le premier degré.

Dans les morts, figurent 12 phthisiques de la dernière période, et le malade atteint de pneumonie chronique qui se termina par des abcès et une fonte gangréneuse de l'organe.

ANNÉE 1856. — Les registres portent 88 malades dans les salles : 72 appartenant à l'année courante et 16 comptés de nouveau et qui étaient restés de l'année précédente.

Les femmes sont au nombre de 54, et il y a 34 hommes.

83 de ces malades étaient de Madère,
2 de Porto-Sancto,
3 de Lisbonne.
―――
88

5 malades ayant rechuté sont rentrés une seconde fois à l'hospice.

48 malades étaient atteints de phthisie pulmonaire,
1 de phthisie laryngée,
25 de bronchite chronique,
4 de bronchite asthmatique,
1 de broncho-céphalite,
2 de laryngo-trachéite,
3 de pleuro-pneumonite chronique,
3 de pneumonite chronique,
1 blessé, par ordre de S. M. l'Impératrice.
―――
88

18 malades sont sortis guéris,
58 améliorés,
4 soulagés,
20 morts,
8 sont restés à l'hospice.
―――
88

Parmi les guéris, 2 étaient atteints de phthisie pulmonaire dans le premier degré.

Parmi les améliorés, il y en avait 4 dans le troisième degré, 12 dans le deuxième, et 5 dans le premier degré.

Au nombre des soulagés, 3 étaient dans la dernière période de la phthisie pulmonaire.

Enfin, sur les 20 morts, il y avait 18 phthisiques; mais quelques-uns, encore peu avancés, furent emportés par le choléra-morbus.

Année 1857. — Le nombre des malades a été moins considérable cette année; il n'est plus que de 74 en tout, y compris les 8 restants : 46 femmes et 28 hommes.

> 63 étaient de Madère,
> 6 de Porto-Sancto,
> 1 de l'île du Pico (Açores),
> 1 de l'île Gracioza (Açores),
> 3 du Portugal.
> ___
> 74

4 sont des malades comptés une première fois et rentrés de nouveau.

58 malades étaient atteints de phthisie pulmonaire,
 5 de phthisie pulmonaire et laryngée,
20 de bronchite chronique,
 2 do pneumonite chronique,
 5 de pleuro-pneumonite chronique,
 4 de bronchite asthmatique,
 1 avec abcès du poumon,
 1 d'adhérence au poumon conséquence d'un abcès,
 1 de pleurésie chronique,
 1 de laryngo-trachéite.

_____
74

22 de ces malades sont sortis guéris,
23 améliorés,
 2 soulagés,
17 sont morts,
10 sont restés dans l'hospice.

_____
74

Parmi les guéris, 1 était phthisique au premier degré.

Sur les 23 améliorés, 14 étaient atteints de phthisie pulmonaire commençante.

Le 2 soulagés étaient à la dernière période de la phthisie.

Dans les morts, il y a 14 phthisiques du dernier degré.

ANNÉE 1858. — Dans cette année, 85 malades ont été soignés à l'hospice, et parmi lesquels on doit en compter 10 qui sont restés en traitement de l'année précédente, ayant par conséquent été présentés deux fois.—Ils étaient divisés en 32 hommes et 53 femmes, appartenant :

72 à Madère,
1 à l'île du Pico (Açores),
1 à Faro (Algarves),
2 de Porto-Sancto,
1 d'Aveiro (Beira),
2 de Lisbonne.
___
85

50 étaient atteints de phthisie pulmonaire,
1 de phthisie laryngée chronique,
1 de laryngite chronique,
26 de bronchite chronique,
4 de pleurite,
1 de pneumonite chronique,
1 de bronchite asthmatique.
___
85

19 sont sortis guéris,
53 améliorés,
7 soulagés,
16 moururent;
10 restent en traitement pour l'année 1859.
___
85

Parmi les guéris, 2 étaient atteints de phthisie pulmonaire au premier degré.

Au nombre des améliorés, 20 étaient atteints de phthisie pulmonaire, 3 desquels au troisième degré, 15 au deuxième et 2 au premier.

Dans le nombre des soulagés, 4 étaient à la dernière période de phthisie pulmonaire, et 2 à la deuxième.

Parmi les morts, tous les malades moins un étaient atteints de phthisie pulmonaire au dernier degré.

Des 10 malades qui sont restés en traitement pour 1859, 5 sont atteints de phthisie pulmonaire au premier degré et 2 au deuxième degré, 1 de phthisie scrofuleuse, 1 d'hémoptysie et 1 de pleurite chronique.

Ainsi, il y a eu, dans l'espace de six ans, à l'hôpital spécial de la princesse *Dona Maria-Amelia*, un mouvement de 428 malades en voie de traitement; mais si l'on déduit les restants d'une année à l'autre, ceux qui vont et viennent, qui sortent et rentrent, on a en tout le chiffre de 354 malades atteints d'affections chroniques de la poitrine.

Sur ce nombre, enlevez encore 44 étrangers, et ce individu blessé reçu par ordre de S. M. l'Impératrice, il restera comme appartenant à l'île: 316 malades.

Peut-on soutenir désormais que les maladies de poitrine soient fréquentes à Madère?

Sur ces 316 malades, il y a 237 phthisiques, et en opérant ici comme à propos de la masse totale, la séparation des étrangers, des restants et des récidivés, on obtient 138 phthisiques pour Madère, en six ans.

La phthisie est-elle donc aussi commune dans l'île qu'on a voulu l'insinuer?

Les 354 malades donnent 114 cas de guérison, 154 d'améliorés ou de soulagés, 86 de morts.

Les phthisiques se divisent en 8 guéris, 115 améliorés ou soulagés, 78 morts, et 10 que nous laissons à l'hôpital, à la fin de l'année 1858.

Sur 78 cas de mort, la phthisie en fournit 70, ce qui est énorme relativement ; mais l'année 1856, où le nécrologue est doublé, le choléra fit des victimes parmi les phthisiques. Et puis, n'oubliez pas que les phthisiques pauvres ne se rendent souvent à l'hôpital qu'à la dernière extrémité, au dernier degré de consomption pulmonaire, pour s'y éteindre insensiblement et mourir.

A la rigueur, 78 cas de mort en six ans, ce n'est que 13 décès de phthisie l'an ; alors qu'il en sort plus du double de ces malades améliorés ou soulagés. Mais de ces 78 morts, il faut en enlever 10 qui méritent d'être attribués au choléra-morbus, et il n'y en a plus que 68 de propres à la phthisie ; soit moins de morts par cette maladie annuellement. Si l'on tient compte aussi que le chiffre de 68 morts représente la totalité de la mortalité par le développement et les progrès des tubercules, et que les étrangers doivent y entrer pour leur part, en proportion de leur nombre, ou pour un dixième au moins, on descendra à 54 morts pour Madère, ou à 9 décès phthisiques dans l'hôpital par an.

D'un autre côté, nous avons compté 8 cas de gué-

rison complète à l'hôpital , c'est-à-dire là où les conditions ne sont pas des meilleures; et l'on sait que l'incu-
rabilité de la phthisie pulmonaire confirmée est regardée
partout ailleurs comme générale et constante.

N'est-ce pas une preuve de plus, un témoignage dé-
cisif en faveur de l'utilité du climat de Madère dans la
phthisie?

Ne voit-on pas un acheminement progressif de plus
en plus prononcé, dans la réunion de toutes ces preuves, vers la justification la plus éclatante de ce climat,
que certains voudraient présenter comme nuisible ?

Les avantages du climat de Madère contre la phthisie pulmonaire résultent de l'affluence des malades
étrangers qui augmentent dans l'île d'année en année,
du retour empressé des mêmes malades pendant
plusieurs années de suite , et de l'établissement
que plusieurs se décident à y fonder d'une manière
définitive.

Si le climat n'était pas favorable et utile à la plupart de ces malades, ils n'y resteraient pas des années entières ou toujours; ils n'y reviendraient pas
régulièrement tous les hivers , malgré les incommodités d'un voyage long et pénible et les dépenses
d'argent que nécessitent le séjour dans un autre pays
que le leur, le transport et les soins des malades,
malgré les chagrins que doivent éprouver des âmes
délicates et sensibles à se séparer de leurs familles.

Mais nous avons mieux que cela, pour montrer l'influence heureuse de ce climat sur la phthisie.

Nous avons des statistiques dressées par des médecins qui traitent et observent les malades pendant leur séjour à Madère.

Nous avons des statistiques faites par des médecins étrangers qui, après avoir envoyé les malades dans l'île, ont pu constater leur état au retour et les suivre dans l'avenir.

Nous possédons, par conséquent, des faits très-observés et des témoignages irrécusables ; ce qui est indispensable en pareille matière et ce qui nous permettra de terminer notre œuvre.

Le docteur Renton a publié deux statistiques à ce sujet :

PREMIER TABLEAU.

CAS DE PHTHISIE CONFIRMÉE.

Nombre de cas.....................................	47
Individus morts pendant les six premiers mois de leur arrivée à Madère..............................	32
Individus revenus en Angleterre pendant l'été, et morts.	6
Individus restés dans l'île, et morts plus tard.........	6
Individus dont on n'a pas eu de nouvelles, et morts sans doute...................................	3
TOTAL.............	47

15

DEUXIÈME TABLEAU.

PHTHISIE COMMENÇANTE.

Nombre de cas...............................	35
Individus qui ont quitté l'île bien soulagés, et dont on a eu ultérieurement de bonnes nouvelles..........	26
Individus soulagés, mais qu'on a perdus de vue......	5
Individus morts depuis.......................	4
TOTAL............	35

Cette statistique n'est pas très-favorable pour la phthisie confirmée; mais il ne faut pas en faire remonter la faute à notre climat, car, de l'aveu de l'auteur, les malades étaient dans un état déplorable au moment de leur départ pour Madère. On ne peut pas demander l'impossible.

Les choses changent de face pour la phthisie commençante.

Il y a, en outre, dans le mémoire original, à la suite de ces deux tableaux, plus de 15 cas d'asthme, engorgements scrofuleux, rhumatismes chroniques, etc., qui furent beaucoup améliorés ou guéris dans l'île.

La seconde a été rapportée dans un ouvrage de sir J. Clark.

Elle comprend 66 phthisiques, qui furent à Madère dans l'hiver de 1834 et dont 15 moururent; 43 retournèrent dans leur patrie, et 8 restèrent dans l'île.

Nous ferons la même remarque pour les 15 malades

décédés : 13 d'entre eux, dit l'auteur, étaient dans un
tel état, qu'en arrivant ils s'alitèrent, et qu'ils ne purent jamais quitter la chambre. On aurait agi plus
prudemment de les laisser dans leur pays.

Des 43 qui retournèrent en Angleterre, 36 étaient
considérablement mieux, et la plupart en bon état.
Résultat on ne peut plus remarquable.

M. White, qui s'est très bien trouvé lui-même de
Madère, où il a séjourné pendant quinze ans, et où
il vit encore, après avoir passé quelque temps en Angleterre, a publié une statistique du docteur Lund,
qui renferme 100 cas de phthisie pulmonaire, dont
48 au premier degré, 24 au deuxième et 28 au troisième.

Dans les 48 cas de la première catégorie, la maladie continua sur 11 et s'arrêta sur 37.

Des premiers, 5 moururent : l'un, cinq mois et
demi après son arrivée ; l'autre, dehors l'hiver suivant ; le troisième, dehors le huitième hiver, après en
avoir passé sept dans l'île ; le quatrième, après huit
hivers dans l'île ; le cinquième, dans son pays, où il
était retourné au bout d'une saison.

Parmi les 6 autres qui vivaient encore, 3 arrivèrent
au troisième degré dans l'espace de quatorze mois, et
3 mirent seize mois, deux ans et cinq ans pour atteindre le second degré.

Sur les 37 dont la marche avait été enrayée, 3 da-
taient déjà de trois à dix ans, 2 de quatre ans, 11

de dix-huit à vingt mois, 11 de 7 à douze mois; 2 rechutèrent; mais l'un s'améliora ensuite.

Dans les 24 cas de la seconde catégorie, la maladie fut suspendue chez 5 et progressa chez 19 ; mais plus tard, il y eut amélioration chez 3 de ceux-ci, et arrêt chez 5, qui paraissaient même mieux.

9 moururent, quatre, six, huit, dix mois ou un an après leur retour au pays natal, ayant passé un seul hiver à Madère; 2 qui s'y étaient fixés succombèrent, l'un après quatorze mois, et l'autre seulement au bout de 4 ans.

Dans les 28 cas de la troisième catégorie, il y eut 7 cas de suspension pendant un intervalle de quatorze et quinze mois, de huit et de douze ans; deux malades quittèrent l'île en bon état après un séjour de trois ans, et trois autres après un premier hiver, n'ayant plus qu'une toux modérée et une légère expectoration.

Les autres moururent, pour la plupart, sous peu de temps après leur arrivée à Madère, savoir : le second jour, au bout de cinq, six, sept ou neuf semaines; de trois, cinq, sept et dix mois ; soit après un temps plus ou moins long, quinze mois ou plusieurs années. Un étant retourné dans son pays pendant l'été, mourut subitement à Madère trois mois après être arrivé; un autre y vécut cinq ans, un troisième y était resté sept ans dans un excellent état; il y passa ensuite huit hivers et deux étés, et s'en alla mourir dans son pays, la maladie ayant récidivé.

Le nombre des étrangers visitant Madère, y passant une ou plusieurs saisons, ou y séjournant, à cause de la réputation de son climat, est évalué à trois ou quatre cents par année. Les Anglais sont en grande majorité; puis viennent des Américains, des Allemands, des Russes, peu de Français et des autres nations Depuis 1852, les Portugais et les Brésiliens, qui se confondent avec les nationaux, s'y rendent aussi pour raison de santé, en assez grand nombre.

M. le docteur Barral, qui en a fait le dénombrement, d'après les documents officiels, a compté pour cinq ans, de 1848 à 1852, 1,601 Anglais, 31 Américains, 31 Allemands, 7 Russes, 6 Français, 2 Italiens, 1 Hollandais, 52 Portugais [1].

Les uns de ces malades ont une santé chancelante, une constitution délicate, ou ils sont valétudinaires.

Les autres sont menacés de phthisie par des antécédents héréditaires ou par tout autre motif, ou présentent des vices de conformation de poitrine.

Ceux-ci éprouvent une toux équivoque, de la faiblesse, de l'amaigrissement, des hémoptysies, etc.

Ceux-là sont phthisiques d'une manière évidente, et il y en arrive à tous les degrés.

Quelques-uns sont affectés de laryngites, bronchites, pneumonies ou pleurésies chroniques, d'accès d'asthme opiniâtres, de toux nerveuses, d'épanche-

[1] Ouvrage cité, pag. 223.

ments consécutifs, d'hémoptysies, et de toutes sortes d'affections lentes de la poitrine, plus ou moins graves et dangereuses.

Les Anglais inhumés dans leur cimetière particulier à Funchal pendant ces cinq années, sont au nombre de 67. D'autres ont succombé après leur retour; mais ce qui aurait dû faire supposer une mortalité plus considérable, c'est la mauvaise habitude des malades de cette nation, de n'arriver à Funchal qu'après avoir parcouru toutes les stations médicales du littoral de la Méditerranée, et dans le plus complet épuisement. Toutefois, dit M. Barral[1], nous savons que plusieurs ont retiré des bienfaits de leur séjour, qu'ils conservent encore, et nous en avons vu qui, arrivés en très-mauvais état, sont aujourd'hui en parfaite santé, après être revenus passer plusieurs hivers à Funchal, où s'y être établis.

Les Américains, qui n'attendent pas au dernier moment pour entreprendre le voyage, retirent le plus grand profit du climat : ils n'ont eu que deux morts, l'un en 1850 et l'autre en 1852.

Les Allemands[2] n'ont aussi eu que deux morts dans l'île ; quatre s'en retournèrent très-améliorés, et on a appris qu'ils succombèrent plus tard ; les autres par-

---

[1] Ouvrage cité, pag. 226.

[2] Le nombre des malades allemands a augmenté dans ces derniers deux ans. L'ouvrage de Mittermayer y a contribué en faisant connaître à ses compatriotes les bénéfices du climat.

tirent en bon état, et, après plusieurs saisons consécutives, leur santé s'est trouvée tout à fait consolidée. Quatre d'entre eux, qui étaient médecins, ont senti une amélioration progressive; ils se disent eux-mêmes guéris, et en effet ils paraissent l'être.

Des sept Russes, deux, arrivés avec le souffle à peine, succombèrent presque immédiatement; deux qui étaient à la troisième période de leur mal obtinrent un soulagement manifeste, mais ils moururent après leur départ trop précipité; les trois autres, qui n'avaient pas dépassé le deuxième degré, s'améliorèrent beaucoup, et ils se trouvent encore dans un bon état.

Deux Français, l'un atteint de laryngite chronique, l'autre de phthisie au second degré, étaient dans l'île avant 1848; ils ont guéri tous deux. Depuis, deux phthisiques de la même nation y ont éprouvé une grande amélioration. Un troisième, qui avait une laryngite chronique avec aphonie, est parti dans le même état après quatre mois de séjour. Un autre, envoyé par M. Andral et dont la position était très-grave, y ressentit un mieux sensible, à tel point qu'une caverne du poumon parut s'être cicatrisée; il retourna en France pendant l'été et revint, sur le conseil de son médecin de Paris. On avait les plus grandes espérances d'une guérison totale, mais il faisait des courses exagérées; et un jour, après une longue excursion dans les montagnes, il mourut subitement d'une hémorrhagie pulmonaire.

Sur les 52 Portugais du continent, 14 étaient affectés de maladies chroniques des voies respiratoires,
sans existence appréciable de tubercules ; les autres
étaient phthisiques : 7 au premier degré , 22 au
deuxième et 9 au troisième.

Des 14 premiers, parmi lesquels 3 hémoptysiques
et un prédisposé à la phthisie , 12 guérirent. Un , atteint de bronchite chronique , partit comme il était
venu ; un autre , aux prises avec un asthme rebelle
depuis longtemps, le vit diminuer de fréquence et
d'intensité au début ; puis cet heureux effet du climat
s'effaça successivement , et à la longue , les attaques
de dyspnée revinrent à leur train habituel.

Les 7 phthisiques du premier degré , dont deux avec
forte prédisposition héréditaire , et un avec anévrisme
actif du cœur, furent tous soulagés et considérablement
améliorés. 3 paraissent même guéris , et les signes
physiques d'imperméabilité du sommet du poumon ont
disparu ; 2 conservent leur mieux depuis cinq et six
ans ; les 2 autres ont été perdus de vue.

13 ont succombé , sur les 22 de la seconde catégorie ; 9 survivent.

De ceux-ci, les uns ont ressenti une amélioration
progressive et soutenue ; les autres ont eu des alternatives de bien et de mal, une ou plusieurs rechutes,
et à la fin le mieux a surnagé ; 2 sont partis dans un
état assez prospère ; 1 paraît guéri depuis cinq ans, il
a une excellente apparence , la voix qui s'était éteinte

est revenue, et les signes physiques du poumon sont normaux. Comme ce dernier était débarqué dans un triste état, et qu'il est très-connu dans l'île, l'effet obtenu a eu un grand retentissement [1].

Des 13 morts, 5 retirèrent d'abord des avantages réels de leur séjour; mais trois s'étant mariés, contre l'avis de leurs médecins, la maladie récidiva bientôt et ils succombèrent. Une fille, née d'une de ces unions, mourut à quatre mois avec des tubercules et des abcès pulmonaires, et la mère succomba dans l'année, de la même maladie. Le quatrième retomba après son retour, et l'affection tuberculeuse progressa rapidement. La nostalgie contribua à la perte du cinquième.

Les 8 autres succombèrent plus ou moins de temps après leur arrivée, la maladie ayant continué sa marche et étant parvenue à sa dernière période, sans que le climat eût produit d'influence salutaire sensible.

Quant aux 9 malades de la quatrième classe, 2 ont pu prolonger leur existence, malgré la prédisposition héréditaire qui pèse sur eux et la gravité de leur état; il y a eu même de l'amélioration, mais précaire et peu satisfaisante. 2 étaient mourants à leur arrivée et ont rendu le dernier soupir peu de temps après; 2 se livraient à de grands écarts de régime, et ils sont bientôt repartis pour aller mourir dans la mère-patrie.

[1] Il est mort en 1857 à Lisbonne, à la suite d'une attaque de fièvre jaune.

Les 3 autres ont succombé, minés par de longues souffrances.

Ainsi, la réputation dont jouit actuellement le climat de Madère, à l'égard des affections chroniques de poitrine et de la phthisie pulmonaire, n'est pas seulement une assertion, une opinion imposée, une vanterie illusoire ou trompeuse. Le crédit que ce climat mérite sous ce rapport a été minutieusement examiné, discuté de toute manière, passé au *criterium* de l'expérience et de l'observation, et son efficacité est un des faits les plus notoires de la thérapeutique médicale.

D'une manière absolue, Madère est très-utile aux phthisiques : plusieurs y voient leur affection se suspendre ; d'autres leurs souffrances diminuer, leur état s'améliorer et leur existence se prolonger calme et tranquille ; quelques-uns y guérissent complètement.

Si nous comparons maintenant ce climat avec celui des autres pays indiqués depuis longtemps comme plus ou moins favorables aux personnes délicates, aux constitutions faibles, aux poitrinaires, nous aurons bientôt l'assurance que tous les avantages sont du côté de notre île.

Peu de mots nous suffiront pour en avoir la preuve incontestable et pour établir sa supériorité.

L'Italie, qui, par sa position, semble être le centre naturel des relations de tous les peuples, était naguère la terre privilégiée des malades. Ceux-ci s'y rendaient en foule pour essayer de ranimer, sous ce ciel brillant, le flambeau de la vie prêt à s'éteindre. Combien ont été déçus dans leurs espérances ! Pouvait-il en être autrement ? Si l'Italie attire par ses souvenirs d'histoire et les œuvres d'art, elle est antipathique aux santés délabrées et aux poitrines malades, par les qualités variables et inconstantes de l'air qu'on y respire.

Parcourons la Péninsule avec un guide indépendant, instruit et éclairé, avec un médecin qui a vécu de la vie des malades et observé les effets produits sur eux, avec M. le docteur Ed. Carrière [1], et nous verrons ce qu'il faut penser de ces localités les plus à la mode, ou qui ont été les plus vantées.

D'une manière générale, on peut dire que toute la région méridionale de l'Italie est trop chaude pendant l'été, trop humide dans le printemps et en automne, trop orageuse avec des journées accablantes dans cette dernière saison, trop variable en hiver, avec des alternatives brusques de froid et de chaud, de sec et d'humide en toute saison.

Salerne, célèbre autrefois par son École, dont le climat a été loué par Horace, ne convient pas aux phthisiques : l'hiver n'y a pas cette douceur dont parle

---

[1] Le climat d'Italie, sous le rapport hygiénique et médical. Paris, 1849.

Scaliger [1]. Non-seulement les malades n'y trouvent pas d'améliorations, mais ils ressentent une exacerbation grave, à cause de la prédominance des conditions boréales; aussi cette ville tend-elle de plus en plus à tomber dans l'oubli.

Dans le golfe de Naples, c'est d'abord Massa, au bout du promontoire Campanien; après, Sorrente, la patrie du Tasse; puis Castellamare, exaltée par Galien, à raison de la salubrité du climat, et par Pline, à cause de ses eaux minérales; enfin, à l'extrémité et en face, l'île de Caprée.

Ce côté oriental, protégé des vents méridionaux et exposé aux influences septentrionales, est plutôt nuisible qu'utile aux phthisiques, quoique Ferdinand Ier de Bourbon l'appelât : *qui si sana*, ici on guérit. On peut y guérir de certaines maladies, mais non pas de la consomption pulmonaire; car les poitrinaires n'affrontent jamais impunément les lieux où règnent les vents du nord impétueux, de grandes vicissitudes de température et des mouvements excessifs de l'air.

Sur le côté occidental se trouvent Cumes, Pouzzols, Baïa, et cette campagne qui s'étend entre Pausilippe et le golfe de Gaëte, où vécut la plus haute société romaine pendant le règne des Empereurs, et qui devint la patrie de la démoralisation et du vice. On y reçoit des influences opposées à celles du côté méridional; il y a

[1] *Carmina in urbibus.*

des marécàges et des lacs : le Lucrin, si connu par ses excellentes huîtres, et le lac Averne. La permanence d'une cause volcanique en activité chauffe le sol et les couches de l'atmosphère ; l'air y est d'une tiédeur moite, d'une température nullement humide, qui caresse le corps et paraît propre à ménager l'organisation. Toutes ces conditions semblent donc des plus favorables au traitement des tuberculisations pulmonaires.

Et pourtant, il n'en est rien : ce territoire, voisin du bassin de Naples, éprouve le contre-coup fâcheux de ses caprices ; l'humidité entraîne l'empâtement des tissus et la placidité des parties molles ; l'électricité surabondante dérange continuellement le jeu des fonctions vitales, exalte, déprime et pervertit ; et, au milieu des premières bonnes apparences il y a un écueil toujours présent qu'on ne saurait éviter, et qui se manifeste par la fréquence des congestions internes ou viscérales. De là l'éloignement des chances d'une amélioration, et souvent le rapprochement du terme de la catastrophe.

MM. de Renzi [1], Giovarni Scherillo [2] et Scipione Breislack [3], disent que l'on compte moins de phthisiques à Pouzzols et à Baïa qu'à Naples, que plusieurs malades retirent du climat de la Campanie un calme dans

[1] *Topografia e statistica med. della citta di Napoli.*
[2] *Dell'aria di Baia.*
[3] *Topografia della Campania.*

la poitrine et un soulagement surprenant. Mais la vérité est là, et ces auteurs avouent en même temps que les tubercules ne sont pas rares parmi les habitants, que la phthisie y marche simultanément avec les fièvres intermittentes, que la mortalité par la phthisie est plus grande qu'on pourrait le penser, et que les accidents se montrent assez fréquemment parmi les malades étrangers.

Procida et Ischia, celle-ci qui est la Pythécuse de l'antiquité, sont tout près et gravitent dans le cercle des mêmes influences.

La ville de Naples occupe l'intersection centrale de l'immense arc de cercle que décrit le golfe dans son magnifique développement. Entourée de montagnes qui n'opposent pas une défense suffisante aux vents boréaux, elle offre son front le plus large à la mer, et l'on peut déjà tirer cette conséquence que l'atmosphère doit être sujette à de nombreuses vicissitudes. Les vents méridionaux étant à leurs antagonistes comme 9 à 6, cette partie de la Campanie se trouve assez humide. D'un autre côté, les écarts dans la stabilité de l'atmosphère entretiennent des écarts analogues dans la température, et on a des chaleurs très-vives et des froids très-intenses, avec de la gelée et de la neige, des changements subits de l'humide au sec, du chaud au froid, et *vice versâ*.

Cette région est la plus fréquentée par le tourisme élégant. Mais si tout est permis aux personnes qui

n'ont d'autre but que celui d'échanger la monotonie
d'une vie sédentaire contre la succession variée d'impressions désirées et inconnues, il n'en est pas ainsi
des malades, qui avant de choisir un lieu de résidence
doivent peser ses inconvénients et ses avantages. Or,
les maladies auxquelles peut convenir le climat de
Naples, avec une inconstance aussi prononcée, ne
sont pas nombreuses ; et les phthisiques surtout ne
peuvent éprouver que des effets funestes de transitions
répétées dans la température et dans l'état du temps
et de la variété de vents aussi forts les uns que les
autres.

Les médecins de Naples le savent et ne le cachent
pas. Les médecins français en connaissent aujourd'hui
les dangereuses conséquences. Un malade, nous dit
M. Carrière [1], qui habitait près de moi la rive de
Chiaja, et qui était venu en Italie chercher la guérison ou l'amendement d'un vieux catarrhe des bronches, fut obligé de fuir au plus vite, pour échapper à
un danger certain.

Du reste, les maladies chroniques sont aux aiguës
comme 3 est à 2, et les hôpitaux de Naples donnent
une proportion de phthisiques aussi élevée que celle
des hôpitaux de Paris. Il y aurait même, selon
M. Journé [2], 1 phthisique sur une mortalité de 2 1/3,

---

[1] Ouvrage cité, pag. 177.
[2] Recherches statistiques sur la phthisie en Italie.

une victime de la tuberculisation sur moins de 3 morts dans les hôpitaux de Naples.

Le climat de Mola-di-Gaëta et des stations limitrophes, sur la lisière de la Campanie, avait aussi le privilége d'attirer les Romains, comme les autres sites aimés de l'Italie méridionale. Il est plus sûr que celui de Naples par la durée des influences, et peut être classé parmi les climats favorables à la phthisie. Chaud sans tiédeur, tonique plutôt qu'innervant, M. Carrière pense que les phthisiques de tempérament lymphatique y trouveraient de salutaires effets pendant la saison d'hiver[1].

La région moyenne de l'Italie, comprise entre l'Abruzze ultérieure sur la face Adriatique, et la campagne de Lucques sur la face Tyrrhénienne, est divisée en deux zones, bien différentes l'une de l'autre pour le climat, par la barrière calcaire et granitique de l'Apennin.

Nous parlerons seulement de celle que l'on peut appeler la zone médicale, parce qu'elle est couverte de nombreuses stations que les malades recherchent, parmi lesquelles on a distingué principalement Rome, Sienne, Florence et Pise.

Rome est ouverte au nord-est et au sud-ouest dans l'axe de la direction du Tibre; elle se trouve par conséquent sous la double impression des vents froids

Ouvrage cité, pag. 241.

et secs de l'Apennin, des vents chauds et humides d'Albe, d'Ardée et de la mer.

Il y a de subites transitions dans les conditions anémologiques de l'atmosphère, avec une prédominance marquée de l'humidité. Tout contribue à imprimer à ce climat des caractères hygrométriques très-prononcés : la disposition du territoire, le fleuve et ses crues périodiques, l'état de la campagne, etc. Les oscillations thermométriques s'étendent sur une longueur d'échelle de près de 44 degrés (Schouw.); donc il peut y faire très-chaud et très-froid, pendant certaines journées de l'été et de l'hiver. Depuis longtemps tous les auteurs disent que le ciel romain est inconstant et insalubre.

Quant à la phthisie, les auteurs les mieux disposés ont toutes sortes de réserves. Clark dit que le séjour de Rome ne convient que dans les commencements de l'affection. M. Bérard l'accuse de donner lieu à l'hémoptysie. M. Carrière écrit qu'il agit favorablement si l'épuisement n'est pas très-marqué; mais que, dans le cas contraire, il ajoute une nouvelle cause d'affaiblissement, et que les forces décroissent avec une déplorable rapidité. On recommande de choisir de préférence pour le séjour, le passage de la fin de l'hiver au printemps, etc.

Tant de précautions nous inspirent peu de confiance sur l'efficacité de ce climat, dans les cas de tuberculisation pulmonaire.

16

Le niveau de Sienne est trop élevé pour que son
atmosphère soit paisible et qu'elle jouisse d'une
température égale et douce. Son séjour peut être
d'une grande utilité, mais non dans les affections de
poitrine.

La capitale de l'Étrurie, Florence, ne vaut guère
mieux, quoiqu'elle soit placée au milieu d'un admirable jardin. Il y fait de grandes chaleurs en été, que
les brises de mer ne modifient que faiblement, et
des froids intenses en hiver. Les transitions fortes et
fréquentes procèdent sur l'économie par des secousses
incommodes qui deviennent nuisibles sur les faibles
santés et chez les gens malades. Il suffit d'un de ces
changements si brusques pour aggraver l'affection et
éteindre les premières lueurs de l'espérance.

Située à l'entrée de la dernière vallée de l'Arno,
sur un terrain dépourvu d'accidents jusqu'au littoral
à une distance de 5 milles, Pise est un lieu d'élec-
tion des affections tuberculeuses de la poitrine, et peu
de villes de la Péninsule ont une réputation plus
vieille. Chaque année les poitrinaires y forment une
véritable colonie.

Ce sentiment de préférence est-il justifié ?

Le fleuve toscan le traverse de l'orient à l'occident,
en décrivant dans la ville une courbe qui fixe sur un
assez long espace les chaudes influences du midi,
comme par un appareil de convergence des rayons so-
laires. La solitude et le silence règnent dans ses rues,

et le ciel voilé est en harmonie avec ce caractère pla-
cide de la cité. L'atmosphère y est horriblement pluvieuse. Moins accessible aux vents du nord que la
capitale des États romains, sa moyenne annuelle
thermométrique est plus élevée de 44 centièmes ;
elle est de 15,84. La moyenne des saisons, prise
sur trois séries d'observations diverses, donne 7,82
pour l'hiver, 14,82 pour le printemps, 23,23 pour
l'été, 17,31 pour l'automne. Ce climat est très-doux
et très-humide.

Ces conditions climatériques indiquent que le séjour de Pise sera utile ou défavorable selon les cas.
Avec un tempérament nerveux, l'exaltation de la sensibilité et l'irritation, l'effet produit est des plus avantageux ; c'est tout le contraire avec le tempérament
lymphatique, et lorsque la faiblesse est avancée. Selon
M. Carrière, un plus grand nombre de malades y
meurent quelques semaines après leur arrivée. La
princesse Marie, cette jeune et brillante artiste de la
famille d'Orléans, est une des victimes de cette action
déprimante. D'autres exemples, ajoute le même auteur, prouvent combien le climat pisan peut nuire
dans les derniers temps de la maladie, ce qui ne doit
pas être perdu pour la pratique étrangère dans ses
déterminations. Parmi les phthisiques qui vont hiver-
ner à Pise, il en est aussi qui éprouvent des hémoptysies considérables. En sorte que, somme toute, il
faut se garder de croire que, malgré sa douceur, la
renommée du climat de Pise égale ses mérites.

En allant du côté de la France, nous rencontrons Nice, dont le climat est sans contredit, après celui de Madère, le meilleur de ceux qui sont recommandés aux malades atteints de maladies de poitrine, comme le dit sir J. Clark[1].

La température annuelle de Nice est plus régulière que dans aucun endroit du sud de l'Europe. On peut y considérer l'hiver comme tempéré. L'atmosphère est très-claire et l'air pur. Étant abritée au Nord par une longue chaîne de montagnes, on n'y éprouve pas ces froids si vifs que l'on a de la peine à supporter dans le midi de la France et surtout à Montpellier; en été, les chaleurs sont modérées par une brise fraîche qui vient de la mer. « Cet alizé méditerranéen, toujours doux, frais et tranquille, s'élève périodiquement vers neuf ou dix heures du matin, cesse souvent vers les quatre heures de l'après-midi, et s'étend dans l'intérieur de nos Alpes rarement au-delà de huit myriamètres[2]. »

Cependant, il ne faut pas croire pour cela que Nice soit exempte de froid et même de beaucoup de vent, car quand le *mistral* souffle, on ne peut pas y tenir.

Le climat de Nice, dans son ensemble, est très-sec. La pluie y tombe comme à Madère à des époques pres-

---

[1] *On Climates*. London, 4e édit., pag. 207.

[2] Hist. natur. des princip. product. de l'Europe méridionale et particulièrement de celle des environs de Nice, 1826, par Risso, tom. I, pag. 212.

que régulières ; au mois d'octobre et de novembre elle y est très-abondante, ainsi qu'à l'époque du solstice de l'hiver et de l'équinoxe de l'été.

La bronchite et la pneumonie y sont très-fréquentes, et la pneumonie se complique presque toujours d'irritation des organes digestifs. La phthisie tuberculeuse, quoique pas si fréquente qu'en France et en Angleterre, est cependant assez commune, et l'on peut évaluer le nombre des individus atteints de cette maladie au septième de tous ceux qui entrent à l'hôpital de Nice.

De ceux-ci jugez des autres, des climats de Venise avec sa lagune, de Milan et de ses lacs, de Gênes, de Menton et de Villefranche, d'Hyères, de toutes les stations de la région septentrionale de l'Italie. Tous ces lieux divers que la médecine peut recommander, ont plus de contre-indications que d'indications, et méritent toujours d'être appropriés aux tempéraments, à l'état de l'affection, à ses degrés, à ses complications, à ses tendances, etc. Dans l'intérieur des terres, les meilleurs ne conviennent qu'aux organisations vigoureuses, et ce n'est pas le propre des phthisiques ; dans les localités choisies de l'Adriatique et des rivages de la Méditerranée, de l'Est et du Midi, de la Ligurie jusqu'à la France, il y a des successions rapides d'influences contraires qui nuisent très-souvent. Venise seule fait exception : avec la douceur et la rareté des transitions qui la caractérisent, aucune secousse vio-

lente ne peut atteindre les poumons ; mais cette condition étant poussée à l'extrême devient très-fréquem-
ment un défaut au lieu d'être une qualité ; le climat
vénitien n'est pas favorable au lymphatisme, ni à ceux
chez qui la vitalité baisse, à cause des progrès de la
maladie. Le ciel de la lagune est un calmant et un
adoucissant de l'irritation ; il agit en sens inverse,
lorsque celle-ci a accompli son œuvre et que la péri-
pétie fatale n'est pas éloignée (Carrière).

Il résulte de ces aperçus cette règle générale : que
les stations diverses de l'Italie ne sauraient être re-
commandées aux phthisiques d'une manière absolue,
pas plus l'une que l'autre, et que, généralement, le
séjour trop longtemps prolongé ne convient pas à ces
malades dans aucune de ces localités. Ils peuvent y
passer quelque temps avec plus ou moins d'utilité,
les uns ici, les autres là, selon mille circonstances
d'état ou de tempérament; mais le plus habituellement,
le mieux pour eux, c'est de ne faire qu'y passer ou
de ne s'y arrêter que quelques jours de telle ou telle
saison.

Combien le climat de Madère leur est supérieur !

L'île de Madère a les avantages des climats doux,
où les foyers d'irritation ne s'entretiennent pas sous
l'influence des causes extérieures ; ceux des climats
égaux et constants, où l'organisme se trouve à l'abri
de toutes secousses violentes ; elle possède les bonnes
qualités des climats chauds, qui rendent moins faciles

et bien rares les retours si fréquents des exacerbations qui naissent d'une température froide et changeante ; elle jouit des bienfaits des climats maritimes par un littoral aussi étendu que varié, et de ceux de la terre ferme par ses montagnes et ses collines verdoyantes, sans partager leurs inconvénients respectifs d'insalubrité marécageuse et d'oscillations tumultueuses ; l'atmosphère y est sèche sans excitation humide, sans faiblesse ni relâchement, et ses propriétés calmantes, au lieu de tendre à l'inertie et à la prostration, impriment en même temps aux fonctions vitales une direction manifeste vers la tonicité et la résolution.

Aussi, ce qui est l'exception pour les climats de la Péninsule italienne, devient la règle pour Madère. Presque tous les phthisique retirent le plus grand bien de son climat, et le séjour en est d'autant plus favorable dans tous les états, qu'il est plus prolongé.

Nous dirons autant des meilleures stations de l'Espagne et de Malaga, et de Cadix plus spécialement, quoique le docteur Francis [1] ait prétendu classer ceux-ci, et surtout le premier, au premier rang des climats salutaires aux phthisiques.

En parlant de Cadix, le docteur Francis dit que cette ville doit être préférée à Funchal, non-seulement parce qu'il y a moins de jours de pluie et parce que la température y est plus douce ; mais, quelques pages

---

[1] *On change of Climates.* London, 1853.

plus loin, il ajoute que très-souvent il neige dans la ville même de Cadix, et qu'il y a 99 jours de pluie en moyenne. Or, si dans cette ville il neige et s'il y a 99 jours de pluie, à quoi le docteur Francis pense-t-il quand il veut comparer le climat de Funchal avec celui de Cadix, et qu'il veut donner la supériorité à celui-ci?

A l'égard de Malaga, nous dirons aussi deux mots pour donner un démenti à ce que le même docteur Francis a avancé dans son ouvrage, c'est-à-dire qu'à Malaga la phthisie était très-rare, et que par conséquent ce climat devait être préféré à tous ceux recommandés jusqu'ici pour les maladies de poitrine [1].

Ce qui est cependant à remarquer, c'est que le docteur Francis ne donne jamais de statistiques, et qu'il veut qu'on le croie sur parole, comme le faisait Mason.

Tout dernièrement nous sommes allé à Malaga, et, visitant l'hôpital principal de cette ville, nous nous sommes donné la peine de prendre des renseignements statistiques sur le mouvement des malades et de leurs maladies, et nous avons trouvé que sur 3,000 malades en moyenne qui y entraient annuellement, il y avait un cinquième atteint de phthisie pulmonaire, soit 600, ou 20 pour 0/0 [2]. Voici donc un fait qui,

---

[1] Ouvrage cité, pag. 181.

[2] Renseignements statistiques qui m'ont été donnés par don

- 255 -

publié, détruit tout d'un coup cette *fameuse* supériorité du climat de Malaga, et cette immunité que le
docteur Francis se plaisait tant à faire valoir en faveur
de cette ville.

Les renseignements recueillis sur le climat de Pau
et des localités de la région sub-pyrénéenne, sur celui
des diverses résidences de la Provence et du Languedoc, ne permettent pas d'établir de comparaison avec
ce que nous savons de Madère.

Le trait saillant de la zone sub-pyrénéenne, depuis
les Pyrénées jusqu'à la capitale du Béarn, consiste
dans la fréquence et la soudaineté des changements
de température, de même que les maladies dominantes
du pays sont celles qui résultent presque partout des
vicissitudes atmosphériques. Il y a à Pau de nombreuses variations atmosphériques; c'est le docteur Taylor
qui le dit [1], et il faut le croire, car tout son ouvrage
est consacré à exalter les vertus thérapeutiques de ce
climat dans la phthisie. La flore de Pau, suivant
M. le docteur Léon Dufour [2], présente les plus grandes
analogies avec la flore des environs de Paris, et la
force de culture des végétaux est le meilleur thermomètre pour apprécier la chaleur moyenne que chaque
latitude peut départir à l'organisme vivant. Pau n'est

Raphael Sauveiroun, médecin principal de l'*Hospital Providencial
de Caridad.*

[1] Du climat de Pau et des eaux minérales des Pyrénées, pag. 84.
[2] Bulletin de thérapeutique, 1847.

donc pas réellement le Midi ni le lieu le plus convenable aux malades qui souffrent de la poitrine.

Le climat du sud-est de la France est généralement chaud, sec, irritant, et les personnes bien portantes y sont très-souvent comme *coupées en deux* (traduction littérale de l'énergique expression anglaise : *cut in two*), par la force du *mistral* ou de la *tramontana*. Les phthisiques ne doivent pas alors y faire belle figure.

La météorologie de l'Afrique change comme la configuration de son territoire, et plus on y observe de près, plus on y découvre de phthisiques. Les Européens sont aussi affectés que les indigènes, de la tuberculisation pulmonaire, et cette maladie y continue sa marche progressive pour aboutir à la mort, ainsi que nous le prouve la thèse de M. Collardot[1], qui combat jusqu'à un certain point les assertions que M. Mitchell a publiées dans son travail[2] qui a été traduit de l'anglais par MM. Donop et Bertherand.

Ayant exalté longuement le climat d'Alger en lui assignant la première place parmi les climats conseillés aux poitrinaires, il dit que l'on ne doit habiter ce pays que pendant les mois qui vont de janvier à mai, et qu'à cette époque les malades doivent s'en aller, car alors les chaleurs sont excessives, et au lieu d'y trouver un soulagement à leurs peines ils empireront

[1] Thèses de Montpellier, 1858, n° 52.
[2] Alger, son climat et sa valeur curative, principalement au point de la phthisie. Paris, 1857,

Et c'est ce climat que l'on veut opposer à celui de Madère? Ce serait certainement une folie. Nous ne nions pas que *peut-être* un jour on rencontrera un climat qui le vaille et qui *peut-être* lui soit supérieur, mais jusqu'aujourd'hui ce pays heureux n'est pas encore trouvé.

Nous pouvons donc répéter avec sir James Clark[1] :

« De tous les climats connus, celui de Madère est le meilleur pour les phthisiques. Nous avons tous les ans plus d'occasions de constater ses effets sur un nombre plus considérable de personnes qui y ont recours en diverses conditions de santé, sans avoir jamais trouvé de motifs pour changer d'opinion à ce sujet. Les effets bienfaisants du séjour dans l'île pendant un ou deux hivers, sont bien plus remarquables depuis que le public connaît la nécessité de changer de climat, plutôt comme moyen préventif que comme moyen curatif. »

Nous pouvons donc soutenir avec plusieurs auteurs :

Que le climat de Madère présente aux phthisiques des avantages qu'on ne trouve pas dans les divers continents de l'Europe. Cette île est, en effet, plus chaude qu'aucun d'eux pendant l'hiver et plus fraîche pendant l'été ; elle offre moins de différence entre la température du jour et celle de la nuit, entre les jours successifs et entre les saisons. Les vents antagonistes y

---

[1] Ouvrage cité.

soufflent avec peu de force, et le temps y est d'une stabilité qui n'existe dans aucun autre endroit. Les pluies y sont douces et régulières, et l'atmosphère toujours modérée par l'heureuse distribution de ses éléments principaux. La suavité du climat est telle, que l'été y est aussi favorable que l'hiver aux malades atteints d'affections chroniques de la poitrine.

Cette opinion est acceptée par MM. Nicolau, C.-B. Pitta[1], F. d'Assis-Sousa Vaz[2], F.-A. Barral[3], Andral[4], et reproduite à peu près dans des termes semblables par MM. Forey et Fournet[5], et enfin par MM. R. White[6], Fothergill[7], Mittermayer[8], et beaucoup d'autres que nous ne voulons pas citer pour ne pas fatiguer l'attention.

[1] *Account of Madeira*. London, 1812.
[2] Thèses de Paris, 1832.
[3] Ouvrage cité.
[4] Ouvrage cité, pag. 165.
[5] L'Union médicale. (Journal de médecine de Paris, 1855.)
[6] Ouvrage cité.
[7] *On comsumption medical observations*. London, 1775.
[8] *Madeira und seine Bedeutung als Heilungsort*. Heidelberg, 1855.

CONCLUSIONS

Résumant les conditions climatériques, hygiéniques et thérapeutiques du climat de Madère, nous dirons :

1º Ce climat est chaud-tempéré, régulier et constant dans toutes ses révolutions, doux et suave, calmant et résolutif, éminemment salubre. Il n'y a point de climat parfait, éternellement beau et salutaire ; mais celui de l'île est supérieur à tous ceux que nous connaissons.

2º Les affections chroniques et la phthisie sont rares chez les habitants de ce pays, et le climat y paraît réfractaire à la génération du tubercule pulmonaire.

3º Le séjour de Madère est très-profitable aux valétudinaires, aux santés faibles et délicates, à toutes les personnes qui réclament une température douce et uniforme, pour lesquelles les variations brusques et le froid sont insupportables, qui ont besoin d'un air libre, pur et vivifiant, de ces sensations que les belles scènes de la nature peuvent seules donner.

4º Les maladies chroniques des poumons et des

voies aériennes sans tuberculisation, y guérissent le plus ordinairement.

5o Les craintes que font naître la prédisposition héréditaire ou une conformation suspecte, les prodromes de la phthisie, et même certains symptômes qui annoncent sa préparation et un commencement de formation, disparaissent assez habituellement par le séjour dans ce pays.

6o Ceux qui apportent non-seulement une prédisposition ou les premiers phénomènes avant-coureurs, mais des tubercules à la première période, des tubercules crus, bien constatés, dont l'existence est clairement révélée en quantité plus ou moins grande, obtiennent bientôt un arrêt de développement et une grande amélioration. Chez la plupart, cette suspension augmente en se prolongeant; les apparences de la santé reviennent avec le libre exercice des fonctions, et ils ont tous les dehors de la guérison. S'ils mettent de la persistance à se rendre dans l'île pendant plusieurs saisons consécutives, ou s'ils y fixent leur résidence, plusieurs guériront; et, dans les cas les plus graves, les progrès du mal seront extrêmement lents, pour ainsi dire insensibles.

7° On a vu la maladie s'arrêter, se suspendre, rétrograder à la deuxième période, les sujets reprendre des forces, de la nutrition, de la vigueur, et ces améliorations coïncident avec des signes correspondants obtenus par l'auscultation.

8° Dans quelques cas où les signes physiques dénonçaient une lésion plus profonde, et même la présence de cavernes, la maladie a pu se modifier au point d'assister à une espèce de résurrection, et de telle sorte que les sujets pouvaient jouir d'une existence fort supportable.

9° Au dernier degré de la dégénérescence tuberculeuse, il n'est pas inouï de voir les malades obtenir une amélioration assez prolongée. Il a été permis à certains phthisiques très-avancés et paraissant près d'une fin prochaine à leur arrivée dans l'île, de se relever et de revenir dans l'île quatre, six, dix hivers de suite ou plus; d'autres ont pu s'y fixer pendant plusieurs années, avec une santé parfois vacillante, mais sans angoisses trop vives et sans douleurs.

10° Les avantages de ce climat sont d'autant plus décisifs, que les malades s'y rendent plus tôt, et les guérisons se multiplient à mesure que l'opinion publique se forme à ce sujet.

11° Lorsque la maladie est sans espoir de guérison, les étrangers trouvent à Madère, à défaut d'une amélioration notable, un climat doux pour se promener presque jusqu'au jour de leur mort.

12° Rien de plus rare que les phthisiques qui n'éprouvent aucune influence favorable de l'action de ce climat., et dont l'état continue à s'aggraver comme dans leur pays.

13° Quoique le climat de Madère puisse rendre des services, même dans les cas les plus désespérés et dans les conditions les plus fâcheuses , il ne faut pas expatrier tout malade riche. Le voyage doit être conseillé pendant la première et la seconde période seulement d'excavation et de fonte purulente. Lorsque les sujets ont la fièvre paroxystique, la diarrhée colliquative, les sueurs nocturnes, des hémoptysies fréquentes, les fatigues d'un long voyage ne peuvent plus qu'aggraver les accidents et hâter la terminaison funeste.

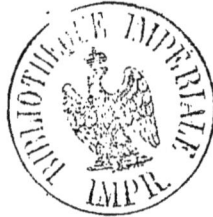

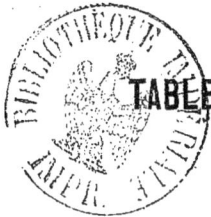

TABLE DES MATIÈRES

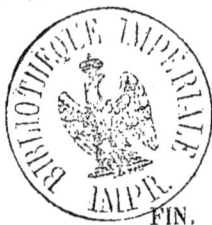

FIN.

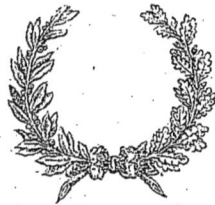

MONTPELLIER. — Typographie de BOEHM, Place de l'Observatoire.

www.ingramcontent.com/pod-product-compliance
Lightning Source LLC
Chambersburg PA
CBHW060345200326
41519CB00011BA/2045